信息素养文库·高等学校信息技术系列课程规划教材

医学信息技术实践教程

主　编　刘　伟
副主编　张红伟　朱婷婷
　　　　王　辉　李娜娜

南京大学出版社

内容提要

本书是信息素养文库·高等学校信息技术系列课程规划教材，作为大学计算机信息技术课程实践教材使用。

全书共分六个单元的实验，包括Windows基本操作、Internet应用基础、Word文字处理软件、Excel电子表格处理软件、PowerPoint演示文稿处理软件、Access数据库软件。全书概念清晰，理论简明，知识新颖，材料实用。

本书既符合计算机等级考试要求，又针对医药相关知识进行了专门介绍，使用了大量医学相关的实例，特别适合作为医药类高等院校各专业及护校各专业计算机信息技术课程的实验教材，也可作为医药类研究生信息技术课程的参考教材，还可供医院医护人员、制药企业职工进行信息技术知识能力培训时使用。

图书在版编目(CIP)数据

医学信息技术实践教程/刘伟主编. —南京：南京大学出版社，2018.12

(信息素养文库)

ISBN 978-7-305-21205-5

Ⅰ.①医… Ⅱ.①刘… Ⅲ.①计算机应用-医学-医学院校-教材 Ⅳ.①R319

中国版本图书馆CIP数据核字(2018)第259860号

出版发行 南京大学出版社
社　　址 南京市汉口路22号　　邮编 210093
出 版 人 金鑫荣

书　　名 医学信息技术实践教程
主　　编 刘 伟
责任编辑 李松焱 苗庆松　　编辑热线 025-83686722

照　　排 南京理工大学资产经营有限公司
印　　刷 盐城市华光印刷厂
开　　本 787×1092 1/16 印张 9.5 字数 248千
版　　次 2018年12月第1版 2018年12月第1次印刷
ISBN 978-7-305-21205-5
定　　价 25.80元

网　　址：http://www.njupco.com
官方微博：http://weibo.com/njupco
官方微信号：njupress
销售咨询热线：(025)83594756

前　言

人类社会已进入了以微电子技术、通信技术、计算机及网络技术为主要特征的信息社会，信息技术已经渗透到了人们工作和生活的方方面面，当然也包括医药领域，掌握计算机基础操作已成为人们必备的技能。为了满足计算机基础课程的教学要求，我们组织了具有丰富教学经验的教师，编写了《医学信息技术基础教程》和《医学信息技术实践教程》。

本书作为本套教材的实践教程，结合了编者多年的教学经验，以《高等学校医药类计算机基础课程教学基本要求及实施方案》为蓝本，结合《全国计算机等级考试一级 MS Office 考试大纲(2018 年版)》及《全国计算机等级考试二级公共基础知识考试大纲(2018 年版)》相关要求编写。

本书通过大量丰富、翔实的实例由浅入深、循序渐进，并突出重点、难点，涵盖了 Windows 基本操作、Internet 应用基础、Word 文字处理软件、Excel 电子表格处理软件、PowerPoint 演示文稿处理软件、Access 数据库软件共六个单元的实验内容。

本书由刘伟担任主编，张红伟、朱婷婷、王辉、李娜娜担任副主编，马凯、刘莘、王竞为编委成员，其中实验 1 由王辉编写，实验 2 由李娜娜编写，实验 3 由朱婷婷编写，实验 4 由刘莘编写，实验 5 由王竞编写，实验 6 由张红伟编写。教材的编写得到了各级领导及专家的大力支持和帮助，编写过程中也参阅了大量的书籍，在此一并表示感谢。由于编者经验有限，加之时间仓促，书中难免会有疏漏和不足之处，敬请广大读者批评指正！

编　者

2018 年 10 月

目　录

实验1 Windows 7 操作系统

【微信扫码】
相关资源

任务一 Windows 7 基本操作

实验目的

1. 了解 Windows 7 基本操作方法；
2. 学会控制面板基本操作方法；
3. 学会任务管理器基本操作方法；
4. 学会使用常用快捷键。

一、实验内容

1. 点击系统“开始”按钮，找到“控制面板”并打开。
2. 设置账号密码，修改账户显示的图片。
3. 设置电源显示，调整计算机的视觉效果、打开或关闭任务管理器。
4. 设置宽带网络。

二、实验步骤

1. 控制面板基本操作

操作步骤

(1) 点击屏幕左下角“开始”按钮，在出现的菜单栏中点击“控制面板”，如图 1－1 所示。

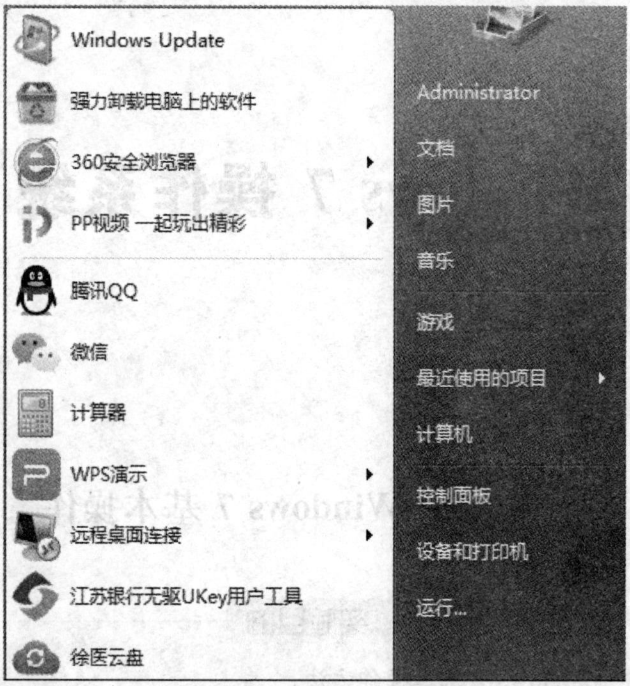

图 1-1 控制面板一

（2）Windows 7 操作系统为用户及各类应用提供的这些工具集中存放在控制面板中，如图 1-2 所示。

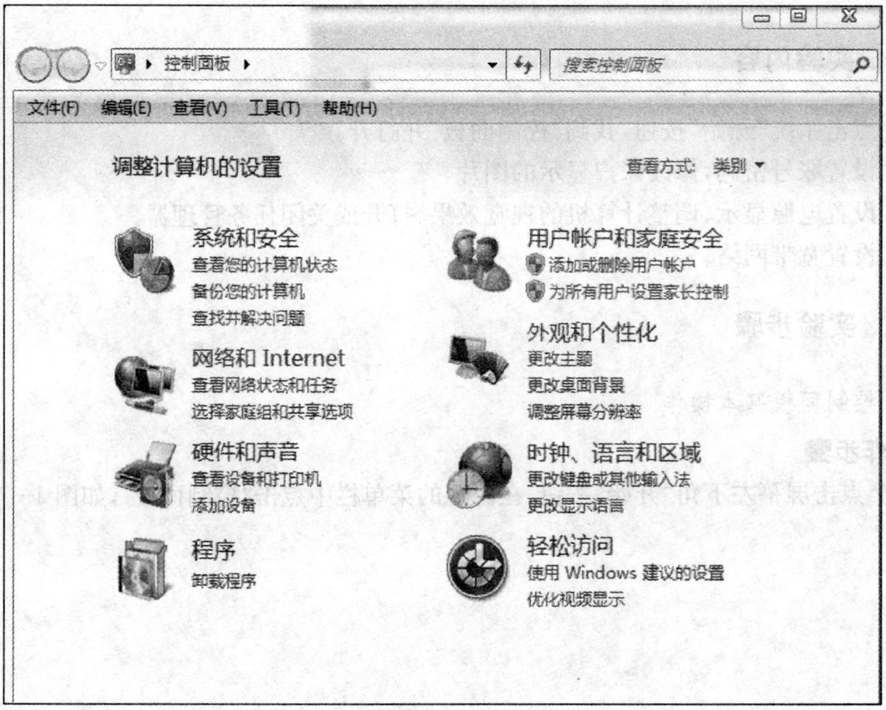

图 1-2 控制面板二

(3) 点击“用户账户和家庭安全”，可以更改账户图片，如图 1－3 所示。

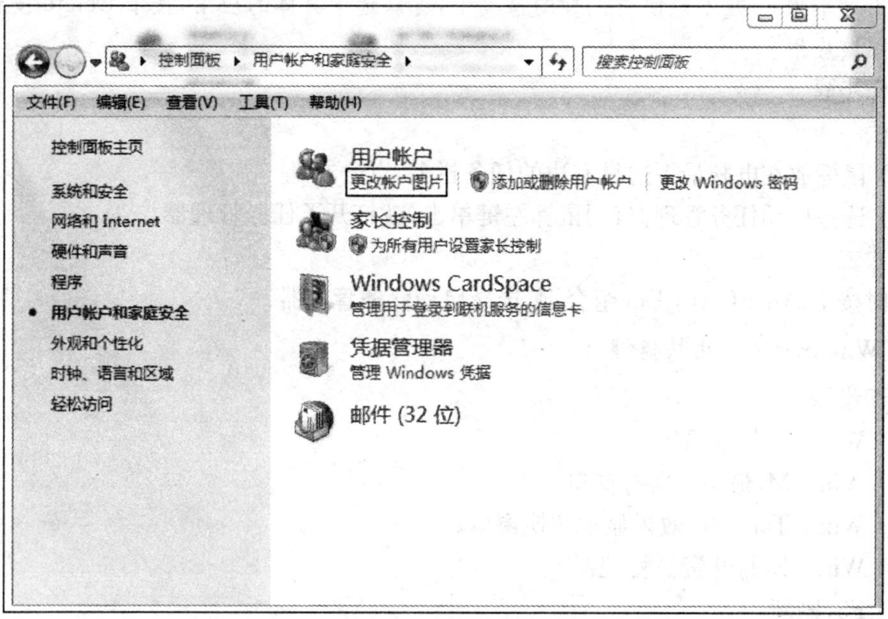

图 1－3　更改账户图片

2. 设置电源按钮

操作步骤

(1) 在控制面板视图，选择“硬件和声音”。

(2) 进入“电源选项”，设置“选择关闭显示器的时间”为“从不”。如图 1－4 所示。

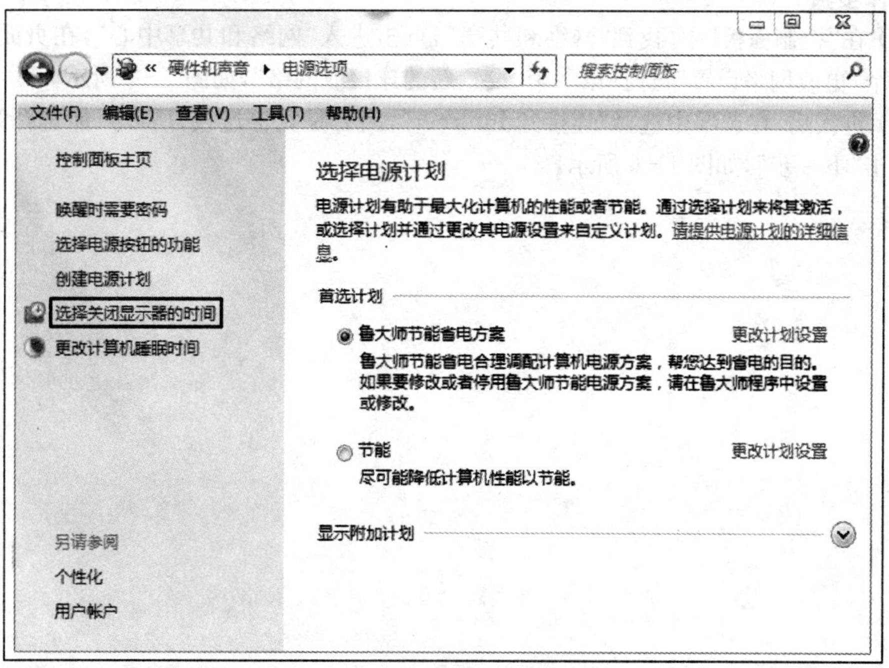

图 1－4　选择关闭显示器的时间

3. 任务管理器界面提供了进程、性能、应用历史记录、开机启动项列表、用户、详细信息与服务等菜单项 。在不能使用鼠标的情况下，可以选中具体的应用，按下 Delete 按钮，即可强制关闭该应用。

操作步骤

方法一

(1) 鼠标放在电脑最下边靠右边的任务栏上，点击右键。

(2) 选择启动任务管理器，用鼠标左键单击，就打开了任务管理器。

方法二

同时按下 Alt+Ctrl+Del 组合键，选择启动任务管理器。

4. Windows 7 常用快捷键

操作步骤

(1) Win+L，锁定系统。

(2) Win+M，最小化所有窗口。

(3) Win+Tab ，3D 效果显示切换窗口。

(4) Win+E，打开资源管理器。

(5) F5，刷新。

(6) Ctrl+Alt+Delete，启动任务管理器。

(7) Alt+F4，关闭当前窗口。

(8) Win+R，打开运行命令框。

(9) PrtSc，截屏。

5. 网络设置

操作步骤

(1) 在“控制面板”中，找到“网络和共享”，点击进入“网络和共享中心”，在页面偏下的位置有个“更改网络设置”，选择第一个“设置新的连接或网络”，如图 1-5 所示。

(2) 进入后，在选项中选择“连接到 Internet”，因为是宽带连接，所以只能选择第一个，然后点击“下一步”，如图 1-6 所示。

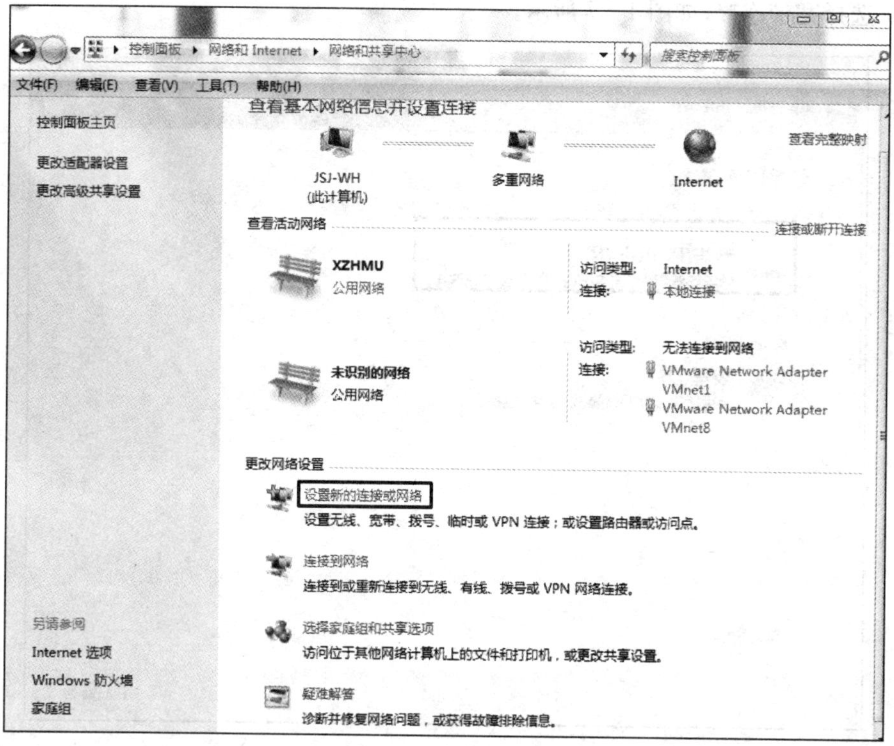

图 1－5　更改网络设置

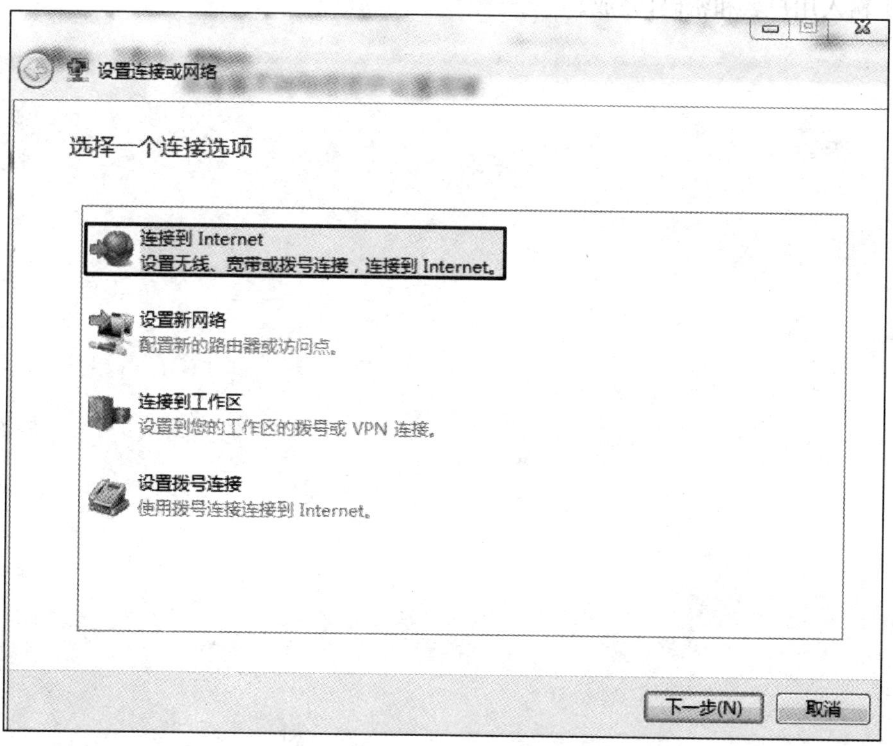

图 1－6　连接到网络

(3) 选择宽带连接,如图 1-7 所示。

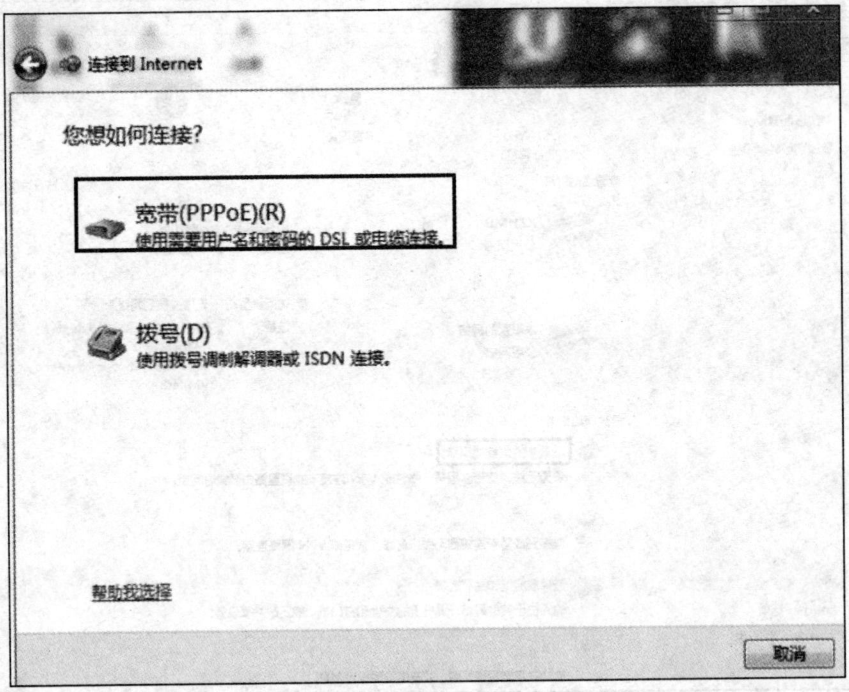

图 1-7 宽带连接

(4) 输入用户名和密码,完成。

任务二 Windows 7 文件操作

实验目的

1. 认识文件与文件夹；
2. 学会浏览文件与文件夹；
3. 掌握文件与文件夹的基本操作方法；
4. 学会查找文件。

一、实验内容

1. 在“文档”目录下创建一个新文件夹，命名为“医药种类”。
2. 将“医药种类”文件夹复制到“D:\实验素材”文件夹中。
3. 将“实验素材”文件夹中 Sub1 子文件夹的所有文本文件移动到 Sub2 文件夹中。
4. 将“实验素材”文件夹的“医药种类”文件夹更名为“你好”。
5. 设置“你好”文件夹的属性为“隐藏”。

二、实验步骤

1. 建立名为“医药种类”的文件夹

操作步骤

(1) 在需要建立文件夹的位置右击，从弹出的快捷菜单中选择“新建”下的“文件夹”命令，如图 1 - 8 所示。

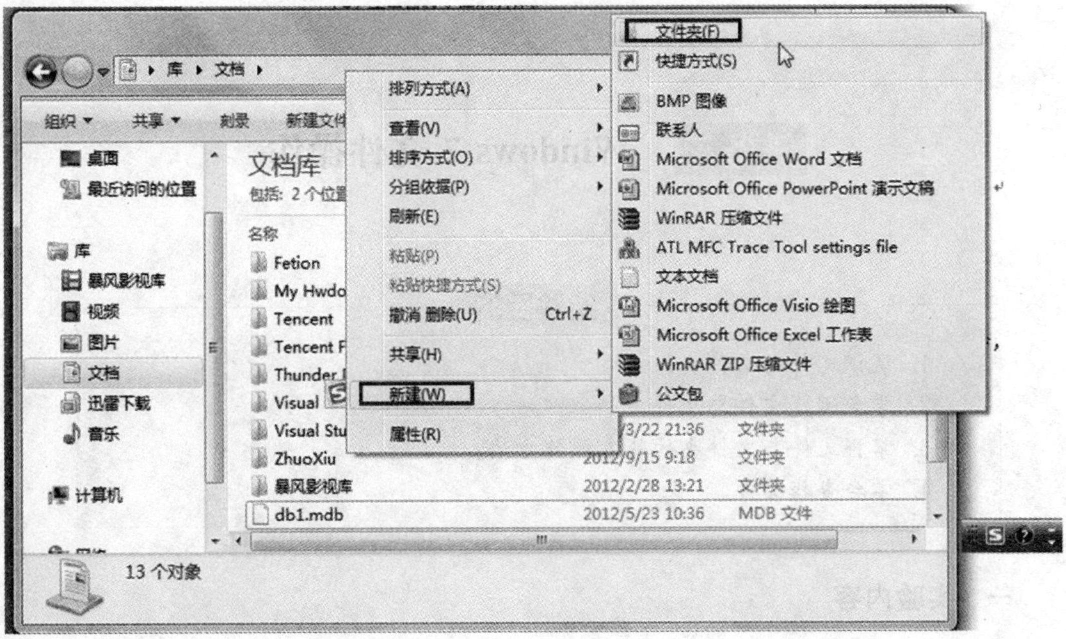

图 1－8　快捷菜单

(2) 在选定的位置新建了一个文件名高亮显示的“新建文件夹”,如图 1－9 所示。

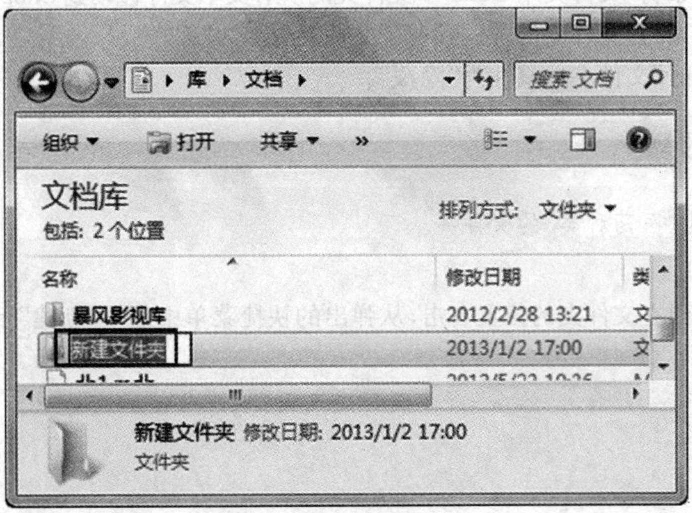

图 1－9　新建文件夹

(3) 当新建文件名为高亮显示时,可直接在文件夹名称文本框中输入“医药种类”,输入完毕后,直接按 Enter 键完成操作,如图 1－10 所示。

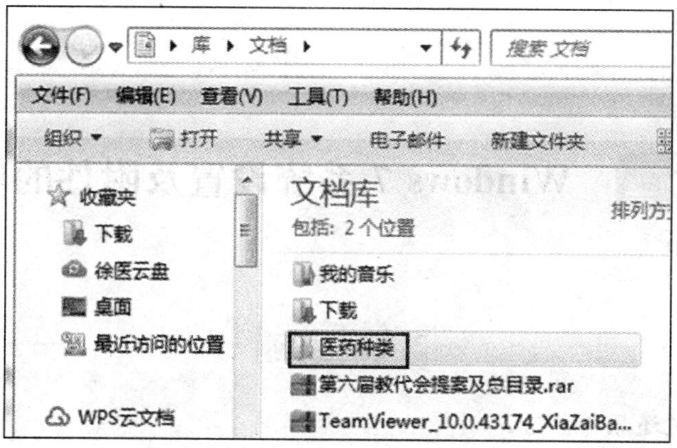

图 1-10 “医药种类”文件夹命名

2. 将“医药种类”文件夹复制到“D:\实验素材”文件夹中

操作步骤

(1) 选中“医药种类”文件夹，按 Ctrl+C 组合键复制“医药种类”文件夹。

(2) 进入“D:\实验素材”文件夹，按 Ctrl+V 组合键将文件夹“医药种类”粘贴到该文件夹中。

3. 将“实验素材”文件夹中 Sub1 子文件夹的所有文本文件移动到 Sub2 文件夹中

操作步骤

(1) 打开 Sub1 文件夹，按 Ctrl+A 组合键选中所有文件。

(2) 按 Ctrl+X 组合键剪切选中的文件。

(3) 返回到“实验素材”文件夹，双击打开 Sub2 文件夹。

(4) 按 Ctrl+V 组合键将剪切的文件粘贴到 Sub2 文件夹中。

4. 将“实验素材”文件夹的“医药种类”文件夹更名为“你好”

操作步骤

(1) 右击“医药种类”文件夹，在弹出的快捷菜单中选择“重命名”命令。

(2) 文件名为高亮显示，直接在文件夹名称文本框中输入“你好”。

(3) 输入完毕后，直接按 Enter 键完成操作。

5. 设置“你好”文件夹的属性为“隐藏”

操作步骤

(1) 右击“你好”文件夹，在弹出的快捷菜单中选择“属性”命令。

(2) 在打开的对话框中，勾选“隐藏”复选框，如图 1-11 所示。

(3) 单击“确定”按钮，保存设置。

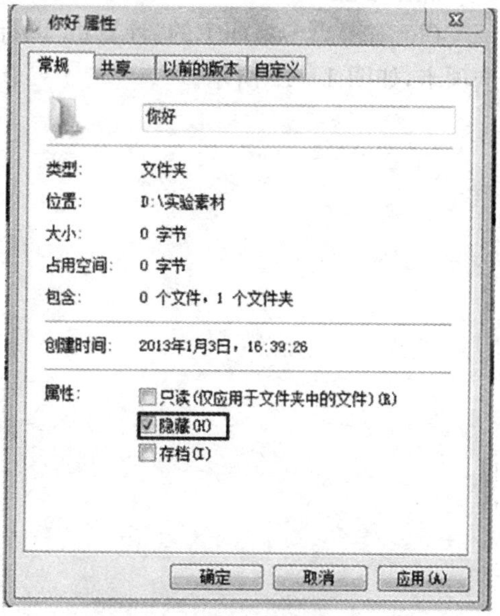

图 1-11 “属性”对话框

任务三 Windows 7 系统设置及附件的使用

实验目的

1. 系统还原与备份；
2. 系统更新；
3. 附件的使用；
4. 打开或关闭 Windows 功能。

一、实验内容

1. 开启系统还原点。
2. 进行系统更新。
3. 附件的使用。

二、实验步骤

1. 设置系统还原

操作步骤

(1) 右键点击桌面上的“计算机”图标，选择“属性”，打开“系统”窗口，选择“系统保护”选项卡，如图 1-12 所示。

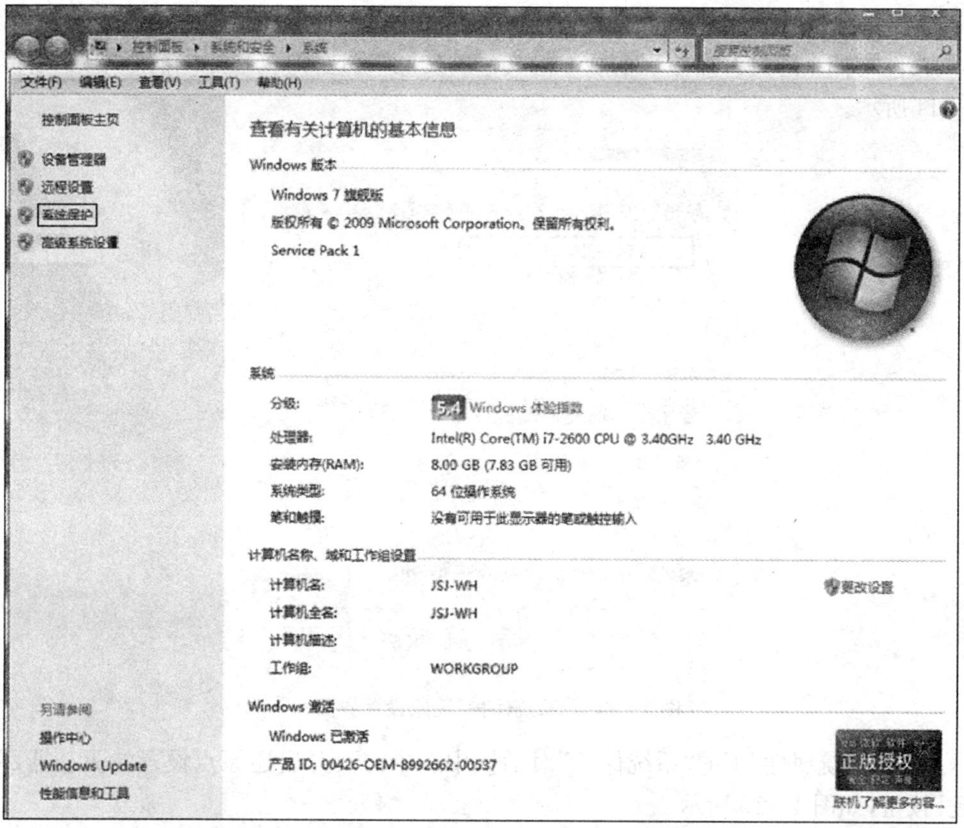

图 1-12 系统保护

(2) 在“系统保护”对话框中选中需要开启还原点设置的驱动器,单击“配置”按钮,如图 1-13 所示。

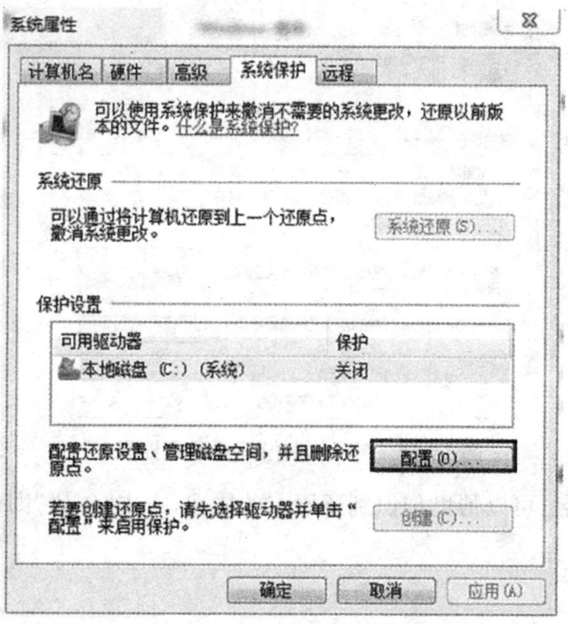

图 1-13 “系统保护”配置界面

(3) 如果想打开还原系统设置和以前版本的文件的功能，请选择“还原系统设置和以前版本的文件”；如果想打开还原以前版本的文件的功能，请选择“仅还原以前版本的文件”，如图 1-14 所示。

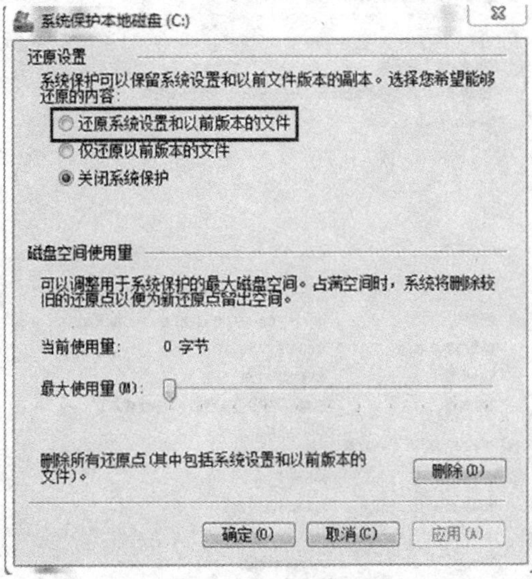

图 1-14 “系统保护”还原设置界面一

(4) 在“系统属性”下的“系统保护”对话框中选中需要开启还原点设置的驱动器，单击“创建”按钮，如图 1-15 所示。

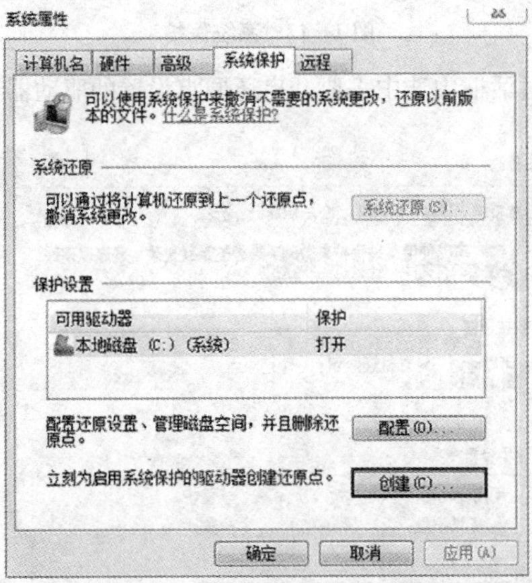

图 1-15 “系统保护”还原设置界面二

(5) 键入还原点名，可以帮助您识别还原点的描述，点击“创建”即可。

2. 系统更新

操作步骤

(1) 在“开始”菜单中，选择“控制面板”，并选择“系统和安全”，如图 1-16 所示。

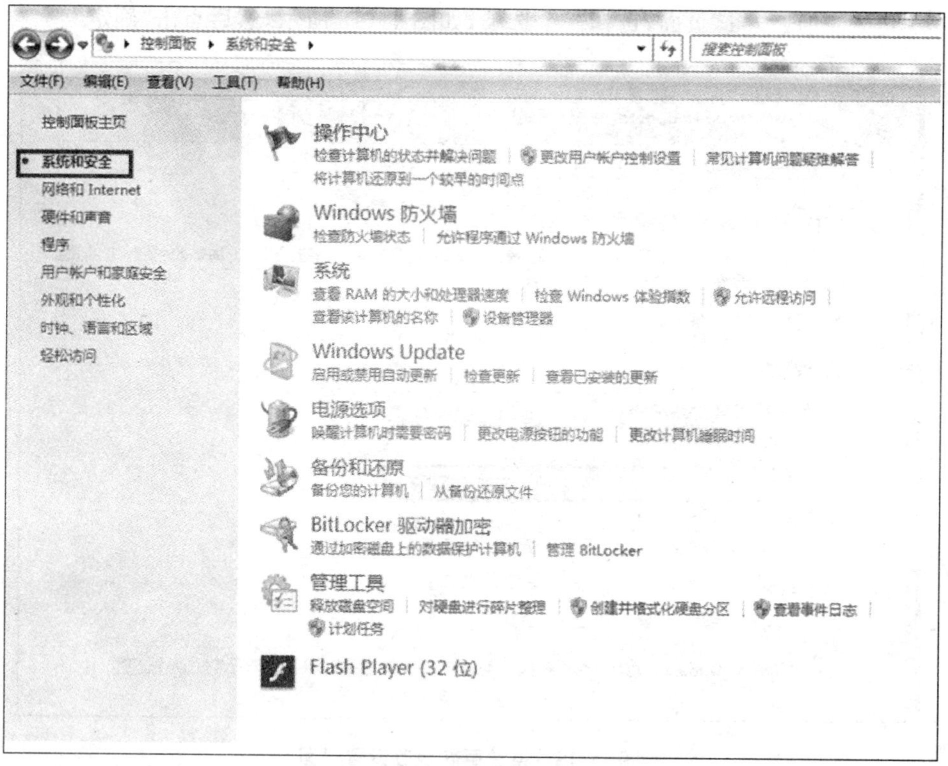

图 1－16　“系统和安全”界面

(2) 进入“系统和安全”界面，点击“检查更新”，如图 1－17 所示。

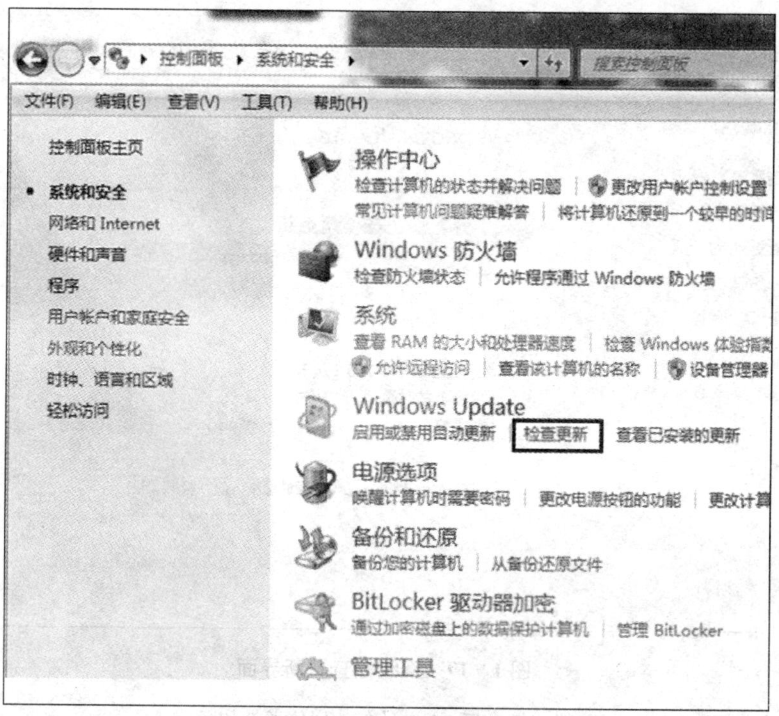

图 1－17　“检查更新”界面

(3) 进入"更改设置"页面,选择一个选项,如图 1-18 所示,然后点击"确定"。

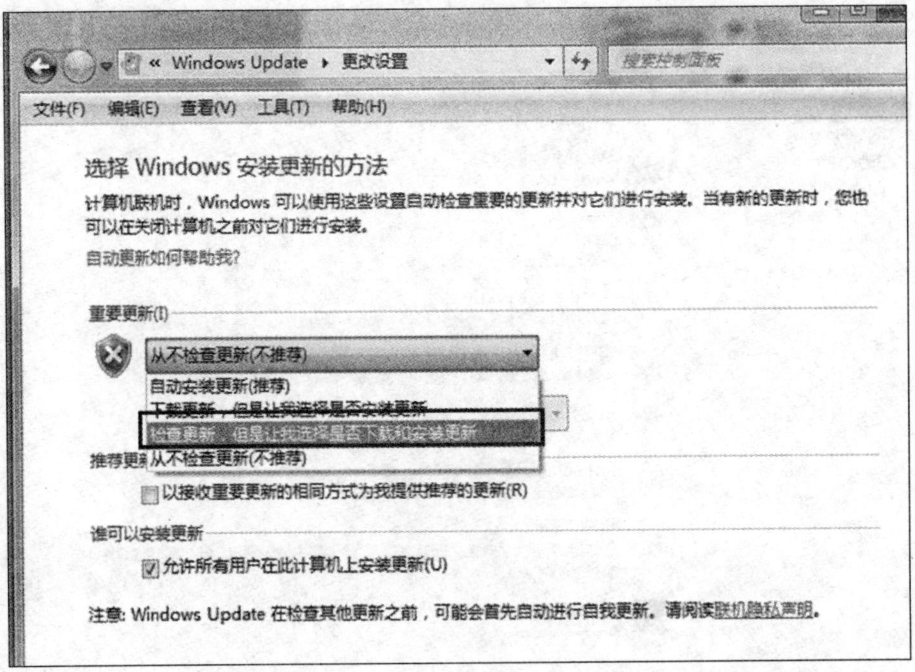

图 1-18　系统更新更改设置界面

(4) 然后自动进入检查更新的页面,显示检查更新的进度条,如图 1-19 所示。

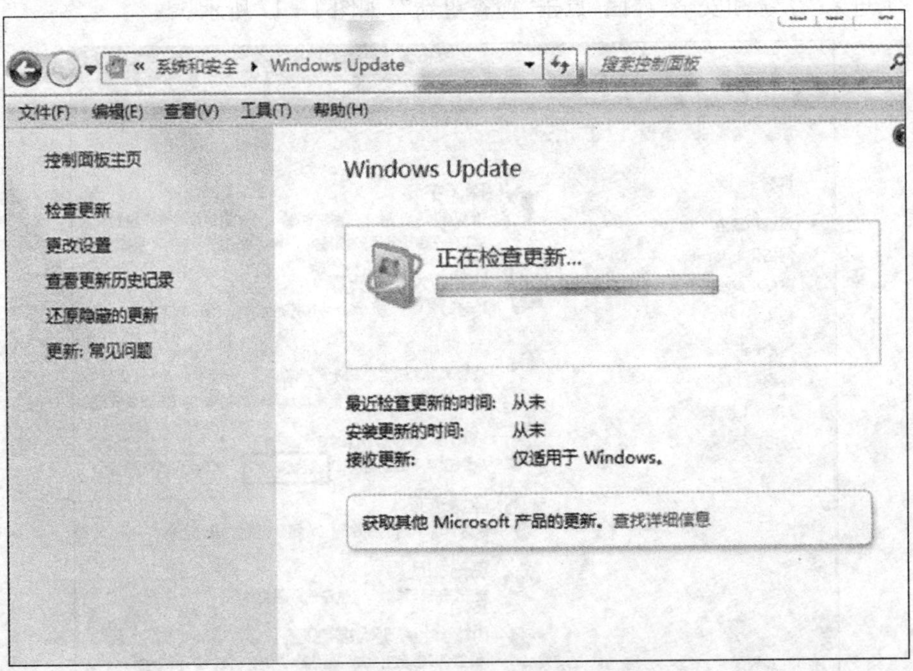

图 1-19　系统检查更新界面

(5) 检查完更新,点击下载,完成后安装计算机的更新即可。

3. 打开或关闭 Windows 部分功能

操作步骤

(1) 打开“控制面板”界面,点击“卸载程序”按钮,如图 1-20 所示。

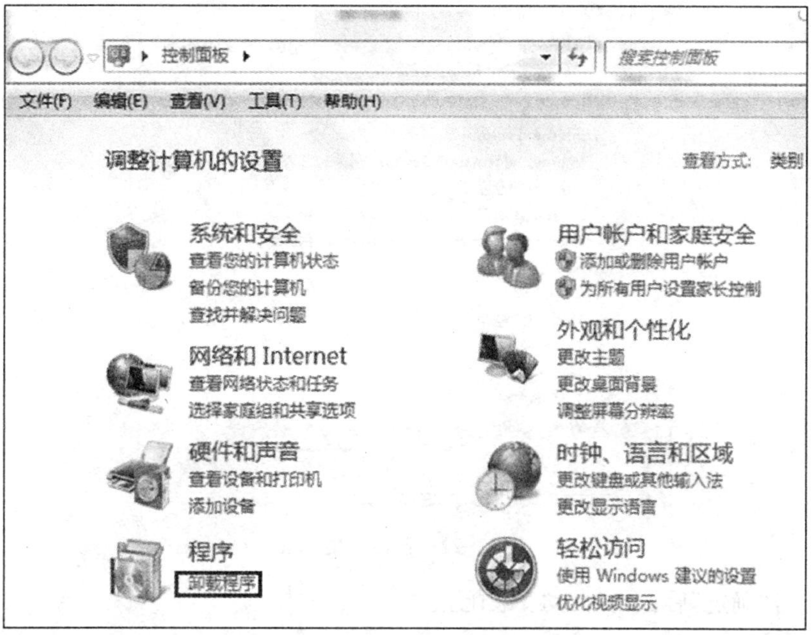

图 1-20　“卸载程序”界面

(2) 进入到“卸载程序”界面,点击左上角的“打开或关闭 Windows 功能”按钮,如图 1-21 所示。

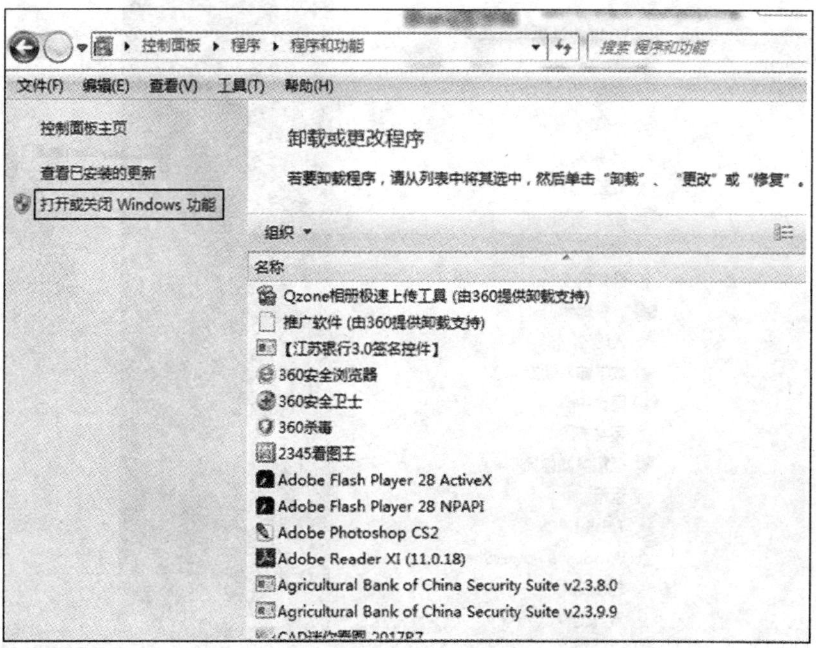

图 1-21　“打开或关闭 Windows 功能”界面

(3) 在 Windows 功能界面，可以根据需要，通过点击复选框打开或是关闭某种功能，然后点击“确定”按钮，如图 1-22 所示。

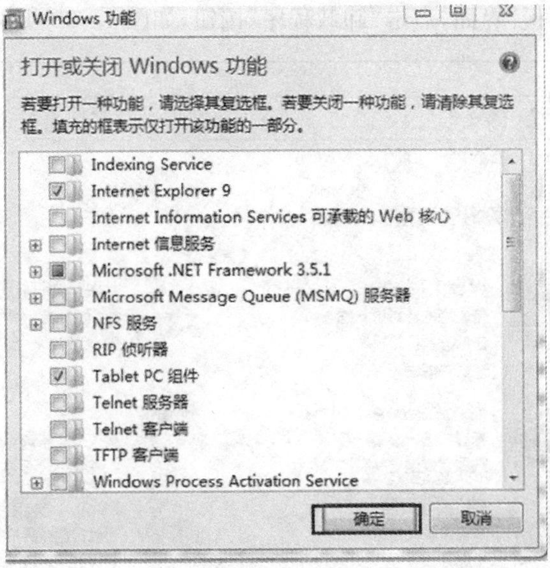

图 1-22　选择功能界面

(4) 点击“确定”后，系统自动安装配置。

4. 常用附件的应用

操作步骤

(1) 点击“开始”菜单，“所有程序”，选择“附件”菜单，如图 1-23 所示。

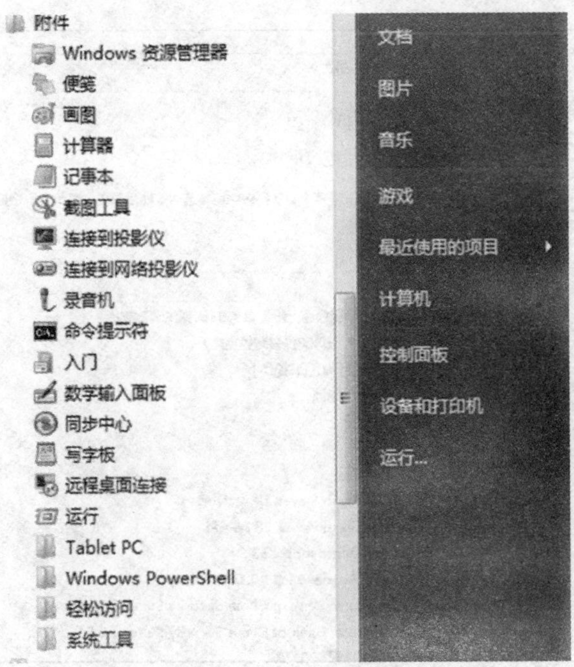

图 1-23　“附件”界面

(2) 点击“画图”工具,如图 1-24 所示。

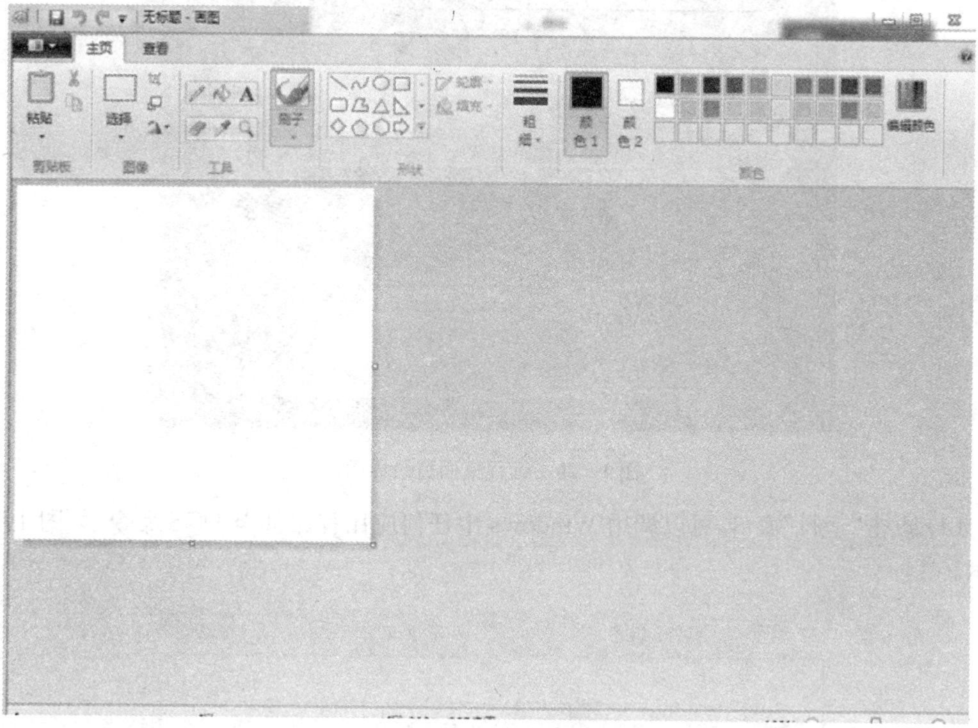

图 1-24 “画图”界面

(3) 点击“远程桌面连接”,输入计算机名或者计算机的 IP 地址,点击“连接”按钮,如图 1-25 所示。

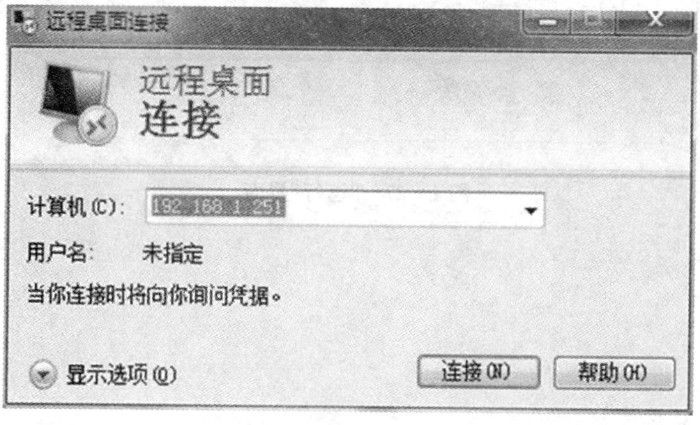

图 1-25 “远程桌面连接”界面

输入登录计算机的用户名和密码,点击“确定”按钮,即可登录,如图 1-26 所示。

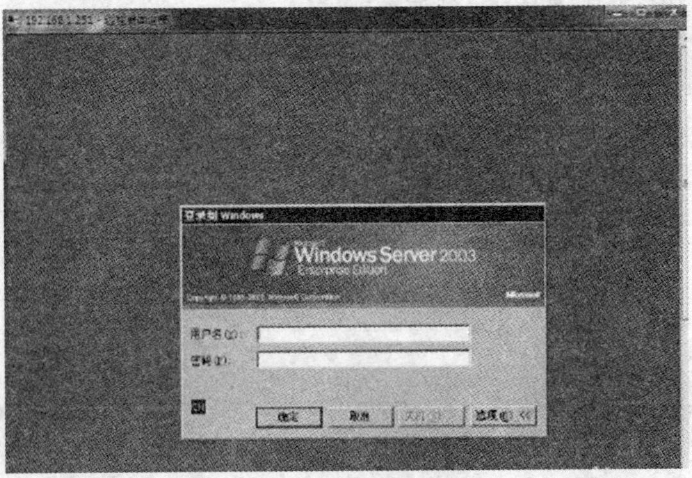

图 1-26 远程桌面登录界面

(4) 点击“运行”窗口，可以调用 Windows 中任何应用程序甚至 DOS 命令，如图 1-27 所示。

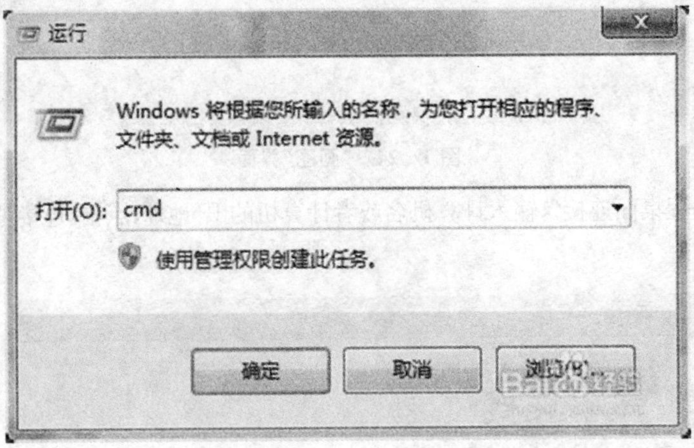

图 1-27 “运行”界面

实验 2 Internet 应用基础

【微信扫码】
相关资源

任务一 网络状态的查看与设置

实验目的

1. 掌握网络状态的查看与设置方法；
2. 理解 IP 地址和域名的作用；
3. 掌握网络测试命令 ping 的使用方法。

一、实验内容

1. 查看当前计算机的网络连接状态。
2. 了解 ping 命令。
3. 使用 ping 命令检测本机的 Internet 配置信息。
4. 使用 ping 命令测试当前计算机与外网 221.181.192.27 是否连通。
5. 使用 ping 命令获取新浪网(www.sina.com.cn)的 IP 地址。

二、实验步骤

1. 本地连接状态的查看

操作步骤

(1) 在 Windows 7 操作系统桌面的右下角任务栏找到 标志(如果当前计算机采用的是无线网接入,则这里是 标志)。右击该标志,在弹出的快捷菜单中执行"打开网络和共享中心"命令,或单击该标志,在弹出的面板中单击"打开网络和共享中心"链接,即可打开"网络和共享中心"设置面板,如图 2-1 所示。"网络和共享中心"提供了有关网络的实时状态信息。用户可以查看计算机是否连接在网络或 Internet 上、连接的类型、对网络上其他计算机和设备的访问权限级别。

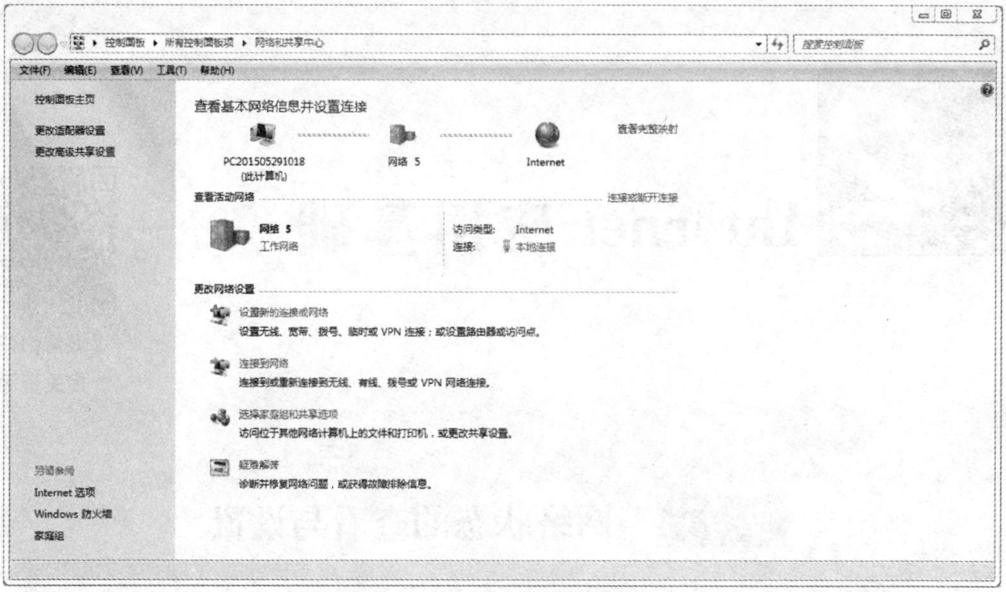

图 2-1 “网络和共享中心”面板

(2) 在“网络和共享中心”面板中，单击“查看活动网络”下方的“本地连接”链接(如果用户正在使用的计算机设置了无线连接，还可以在这里看到“无线网络连接”的链接)，即可打开“本地连接状态”对话框，如图 2-2 所示。“本地连接”是针对以太网网络适配器创建的，在该对话框中可以查看当前有线网络的状态信息(例如连接持续时间、速度以及数据传送和接收的数量)。单击“详细信息”按钮可以在弹出的对话框中看到包含物理地址、IPv4 地址等更详细的信息，如图 2-3 所示。

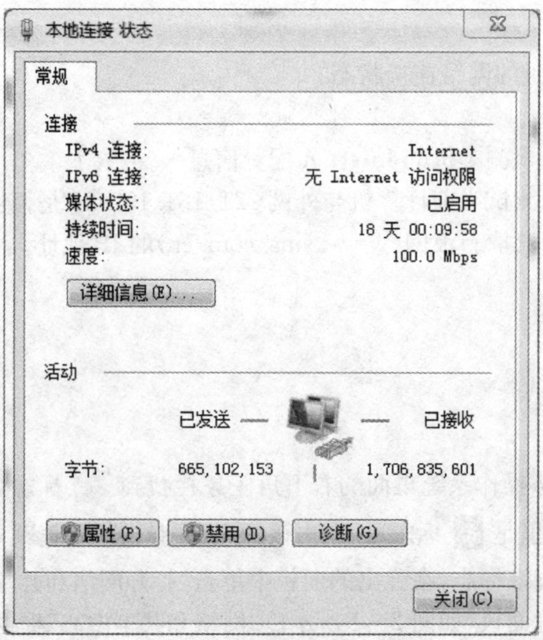

图 2-2 “本地连接状态”对话框

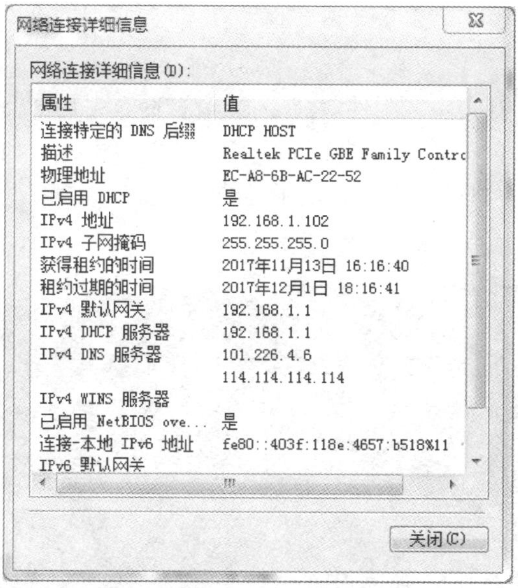

图 2-3　网络连接详细信息

2. 了解 ping 命令

Ping 命令通过发送"Internet 控制报文协议(ICMP)"回送请求/应答报文来验证与另一台 TCP/IP 计算机的 IP 级连接。回送请求/应答报文的接收情况将和往返过程的次数一起显示出来。Ping 是用于检测网络连接性、可到达性和名称解析等疑难问题的主要 TCP/IP 命令。如果不带参数，ping 将显示帮助。

操作步骤

(1) 选择"开始""所有程序""附件""命令提示符"命令，打开"命令提示符"窗口。

(2) 输入 ping 命令，按 Enter 键，显示 ping 命令的用法和参数功能，如图 2-4 所示。

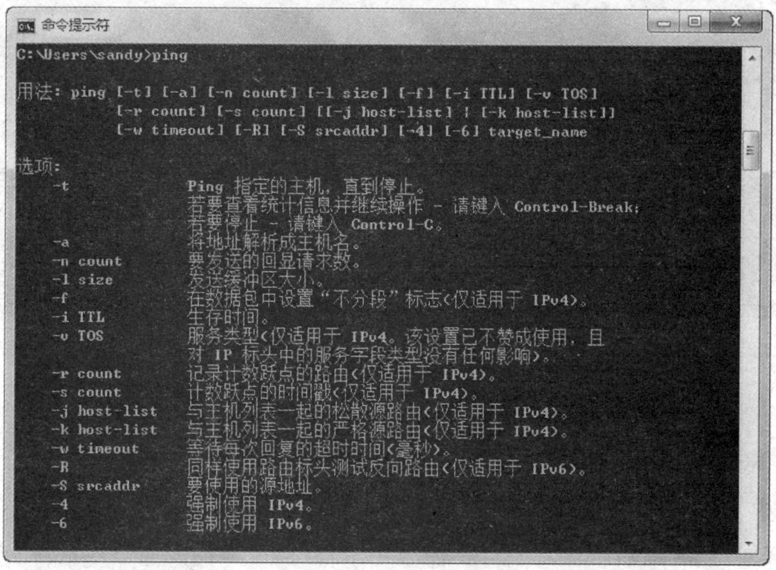

图 2-4　查看 ping 命令

3. 检测本机的 Internet 配置信息是否正确

操作步骤

(1) 选择“开始”“所有程序”“附件”“命令提示符”命令，打开“命令提示符”窗口。

(2) 输入“ping 127. 0. 0. 1”命令，按 Enter 键，结果如图 2－5 所示。从命令窗口中可以发现，数据包没有丢失，本机的配置信息是正确的。

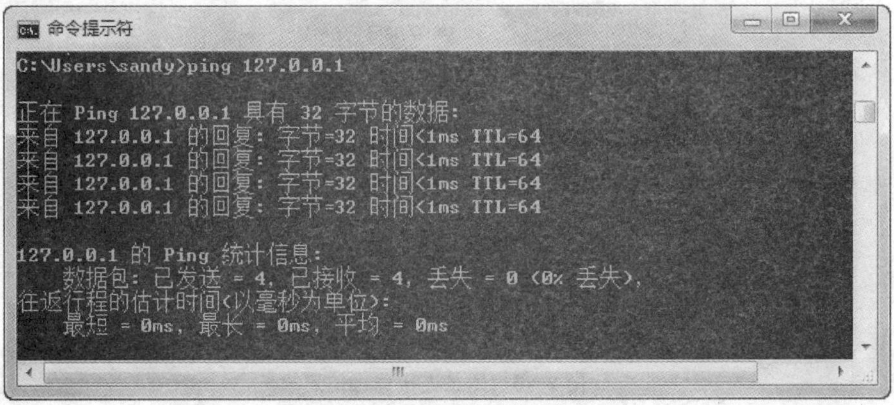

图 2－5　测试本机回环地址

4. 测试当前计算机与外网 221. 181. 192. 27 是否连通

操作步骤

(1) 选择“开始”“所有程序”“附件”“命令提示符”命令，打开“命令提示符”窗口。

(2) 输入“ping-a 221. 181. 192. 27”命令，按 Enter 键，结果如图 2－6 所示。从命令窗口中可以发现，数据包没有丢失，说明本机与外网是连通的。

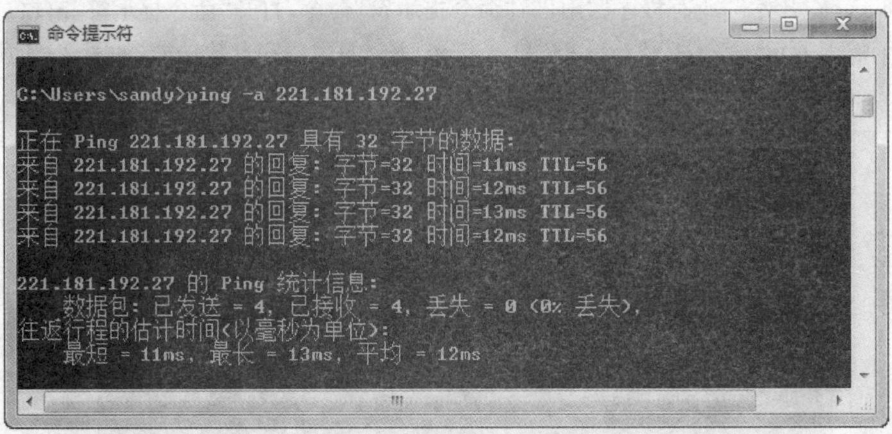

图 2－6　测试本机与外网的连通性

5. 获取新浪网(www. sina. com. cn)的 IP 地址

操作步骤

(1) 选择“开始”“所有程序”“附件”“命令提示符”命令，打开“命令提示符”窗口。

(2) 输入“ping www. sina. com. cn”命令，按 Enter 键，结果如图 2－7 所示。从命令窗

口中可以发现,新浪网的 IP 地址为 221.130.23.155。

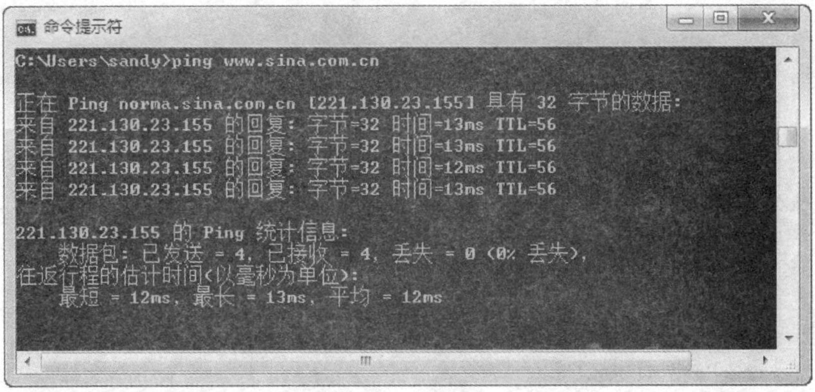

图 2-7 获取新浪网 IP 地址

任务二　使用浏览器浏览网页

实验目的

1. 学会浏览网页；
2. 掌握浏览器“收藏夹”的使用方法；
3. 掌握“Internet 选项”中常用功能的使用方法。

一、实验内容

1. 查看徐州医科大学教务处网站的最新公布信息。
2. 将中国知网首页地址放入“收藏夹”。
3. 将百度首页设置为浏览器首页。
4. 删除 Internet 临时文件和浏览器的历史访问记录。
5. 取消在网页表单中输入信息时的自动完成功能。

二、实验步骤

1. 使用浏览器浏览网页

操作步骤

(1) 双击桌面上的 图标，或在“开始”菜单“所有程序”中执行“Internet Explorer”命令即可启动 Internet Explorer(以下简称 IE)。

(2) 在 IE 浏览器窗口的地址栏输入徐州医科大学网站的域名“www.xzhmu.edu.cn”后按 Enter 键确认，即可在浏览器中看到该网站主页，如图 2－8 所示。通过拖动浏览器右边的滚动条可以查看网页的下面部分。单击浏览器右下角的“100％”按钮(更改缩放级别)上的下拉三角，可以打开网页缩放比例菜单，从中选择一个合适的显示比例或单击“自定义”输入缩放百分比，可以以更合适的比例查看浏览器中显示的网页。如图 2－9 所示为按 75％的比例显示的徐州医科大学官网首页。

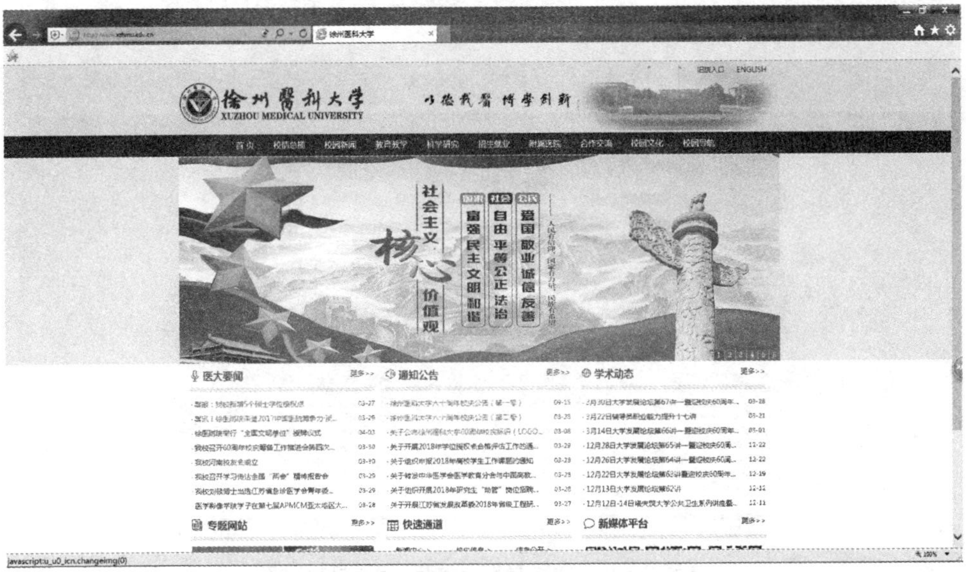

图 2-8　徐州医科大学官网首页

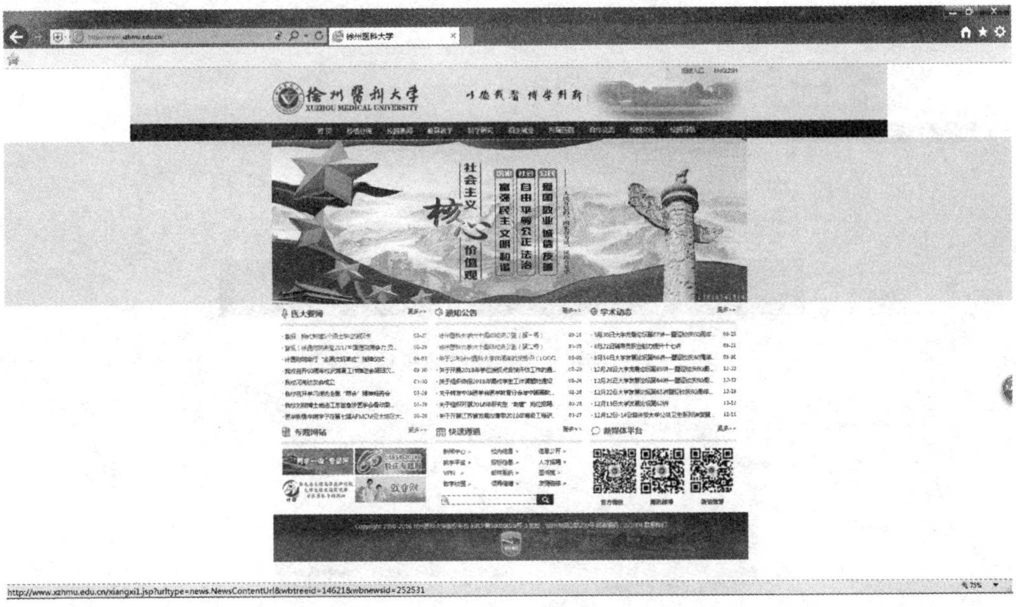

图 2-9　按 75%缩放比例显示的徐州医科大学官网首页

(3) 通过单击主网页上提供的一系列超链接可以直接或间接跳转到该网站的其他页面。将鼠标移至徐州医科大学主页的页面顶端，鼠标放在“校园导航”上即弹出一个包含“党群机构”“行政机构”“教学单位”等的列表框，如图 2-10 所示。单击“行政机构”列表即弹出一个包含本校所有行政机构的页面，如图 2-11 所示。单击“教务处”页面将跳转至教务处主页，如图 2-12 所示。在教务处主页的“教务新闻”和“通知公告”两个模块中就能查看到教务处最近发布的一些新闻和公告信息的标题。单击某个新闻或者公告信息的标题，可以跳转到详细内容页面查看该新闻或者公告信息的详细内容，如图 2-13 所示。

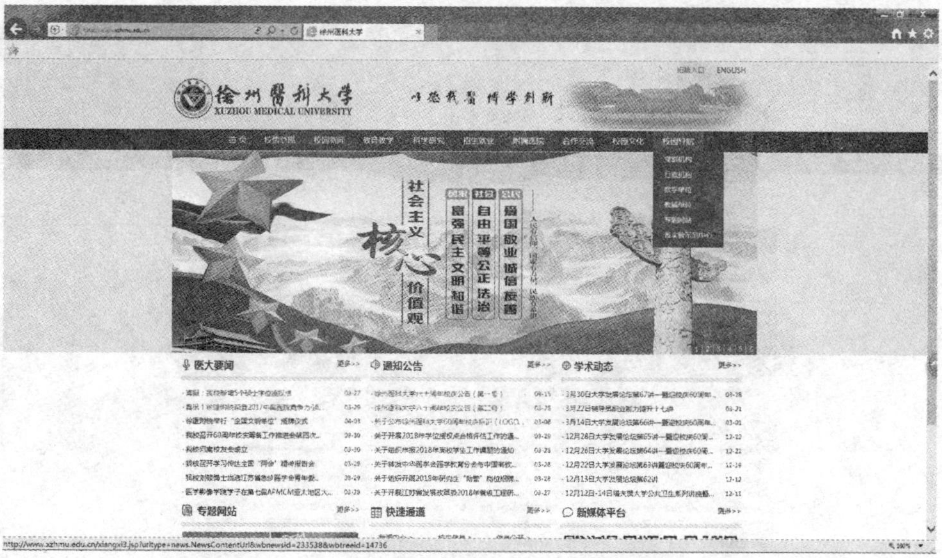

图 2-10　校园导航中选择“行政机构”

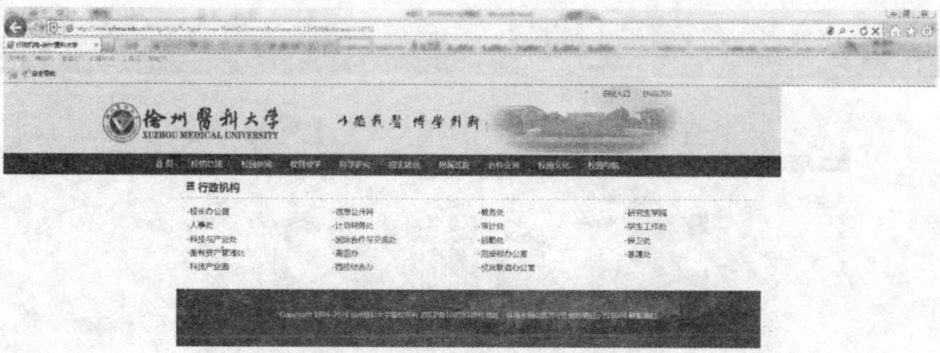

图 2-11　徐州医科大学行政机构详情页

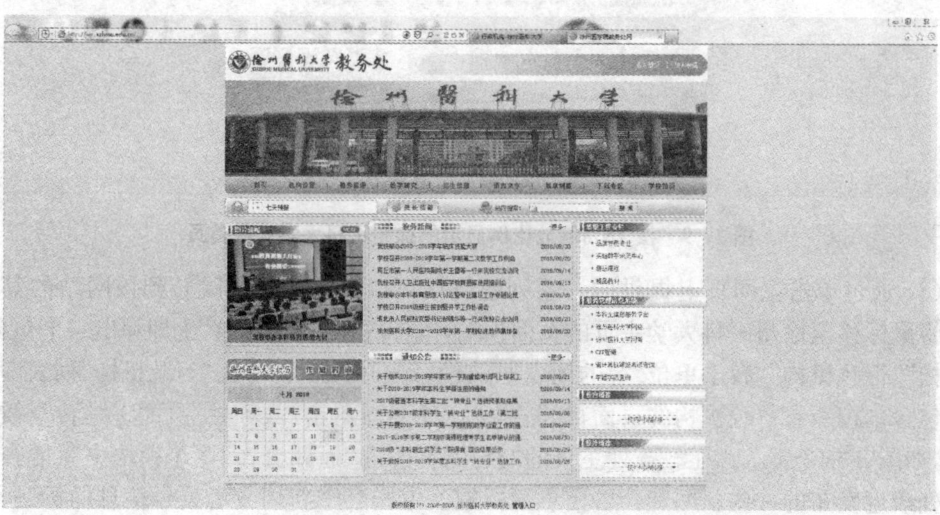

图 2-12　徐州医科大学教务处网站首页

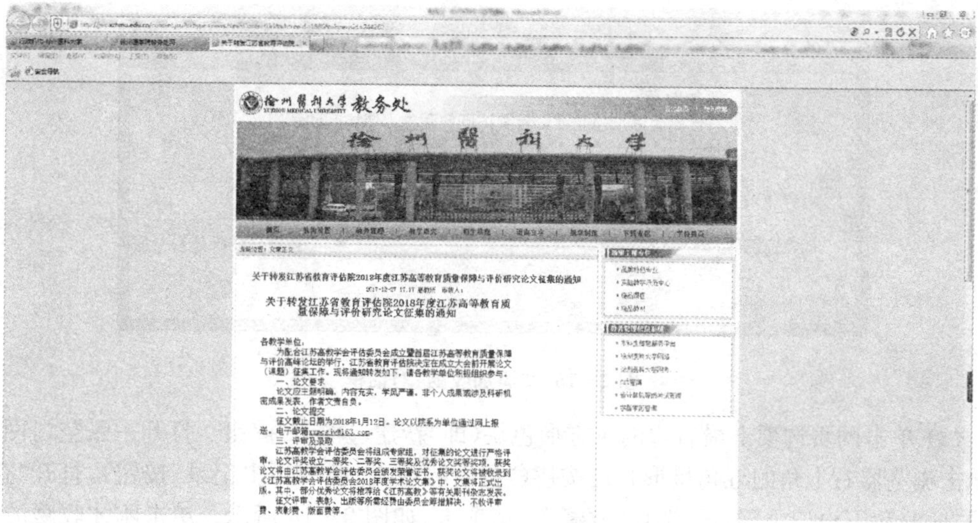
徐州医科大学 教务处
徐州医科大学
关于转发江苏省教育评估院2018年度江苏高等教育质量保障与评价研究论文征集的通知

图 2-13　教务处公告详情页

2. 浏览器"收藏夹"的使用

操作步骤

(1) 在浏览器的地址栏输入"www. cnki. net"后按 Enter 键确认，即可在浏览器中看到"中国知网"的主页，如图 2-14 所示。

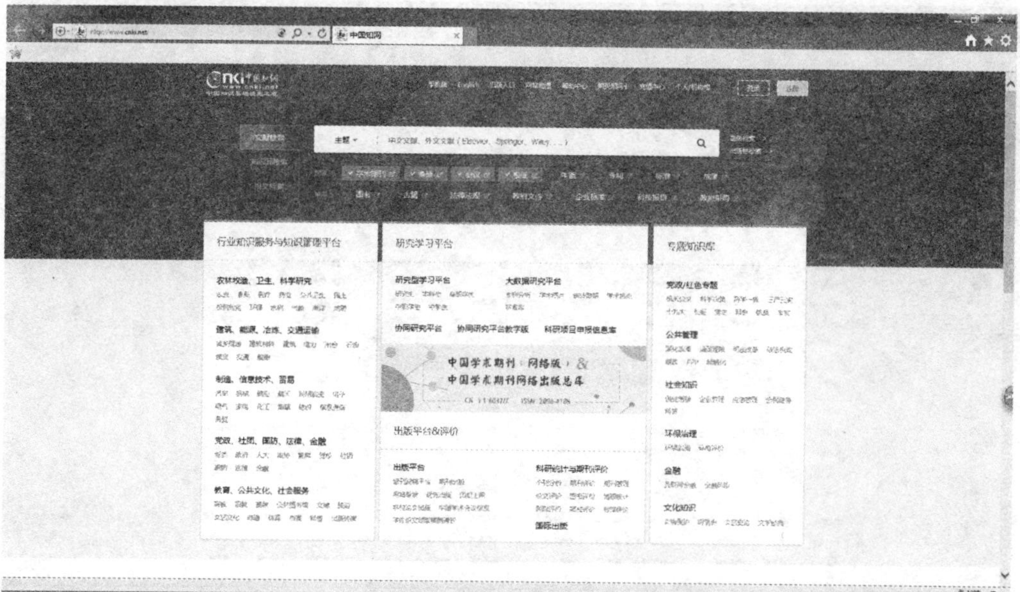

图 2-14　中国知网首页

(2) 右击网页的空白部分，在弹出的快捷菜单中执行"添加到收藏夹"命令，在打开的"添加收藏"对话框中可以设置该网页在收藏夹中的名称以及存放位置(收藏夹中可以创建多个子文件夹用于对收藏的网址进行分类)，如图 2-15 所示，然后单击"添加"按钮，即可将该网站的网址添加到浏览器的收藏夹中。

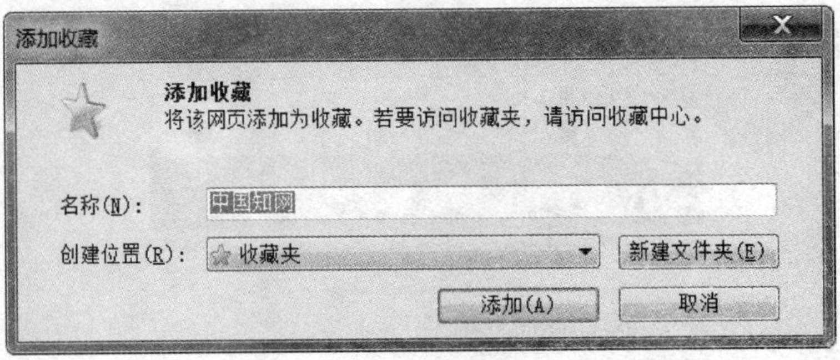

图 2-15 “添加收藏”对话框

(3) 单击网页选项卡最右边的正方形色块(即“新建选项卡”按钮)，打开一张空白网页。再单击浏览器右上角的五角星形状的按钮(“查看收藏夹、源和历史记录”按钮)，打开“查看收藏夹、源和历史记录”面板，选择“收藏夹”选项卡，如图 2-16 所示。单击刚才收藏的“中国知网”即可访问中国知网首页。该面板的右上角有一个“添加到收藏夹”按钮，也可以将当前选项卡中访问的网页添加到收藏夹。单击“添加到收藏夹”按钮右边的下拉三角，在弹出的快捷菜单中选择“整理收藏夹”命令，可以打开“整理收藏夹”对话框，如图 2-17 所示。如果收藏夹中的网址较多，可以通过该对话框中的“新建文件夹”按钮创建多个文件夹，再通过“移动”按钮将网址分类存放到相应的文件夹中。

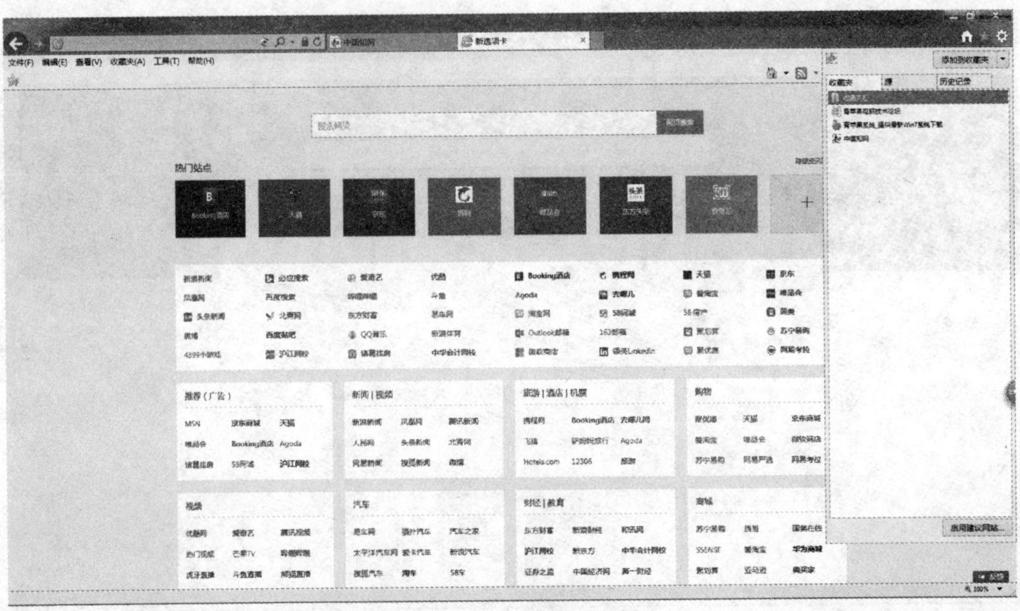

图 2-16 “收藏夹”面板

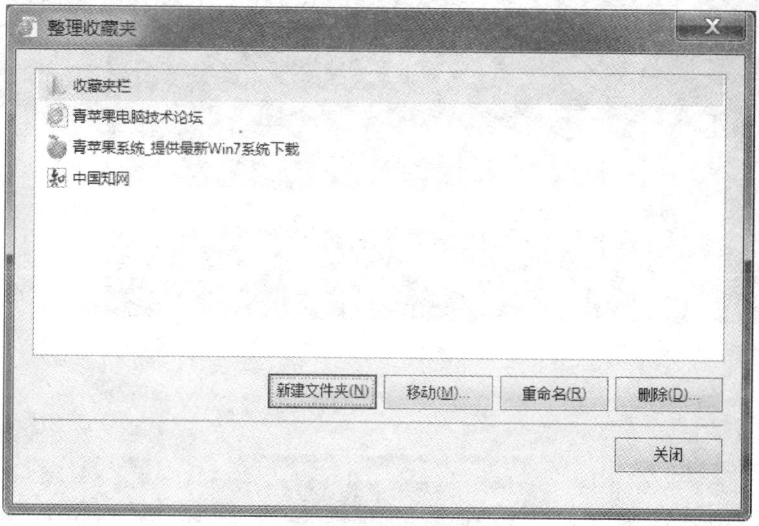

图 2-17 “整理收藏夹”对话框

(4) 在“查看收藏夹、源和历史记录”面板中选择“历史记录”选项卡,可以多种方式查看曾经浏览过的网页,如图 2-18 所示。

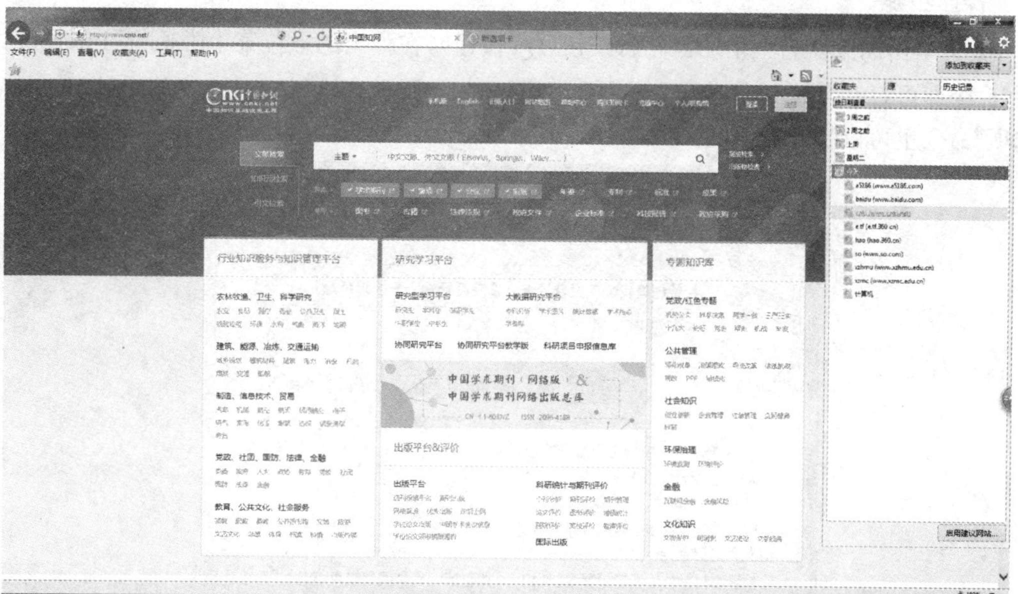

图 2-18 查看“历史记录”

(5) 右击 IE 浏览器的标题栏,执行快捷菜单中的“收藏夹栏”命令,可以打开浏览器的收藏夹栏,如图 2-19 所示。收藏夹栏中排列着浏览器收藏夹的“收藏夹栏”文件夹中收藏的各网页名称,可以将最常访问的一些网址放到收藏夹栏上,这样便能更加方便快捷地访问这些网页。单击收藏夹栏中的 按钮(“添加到收藏夹栏”按钮)可以将当前选项卡中访问的网页直接添加到收藏夹栏中。

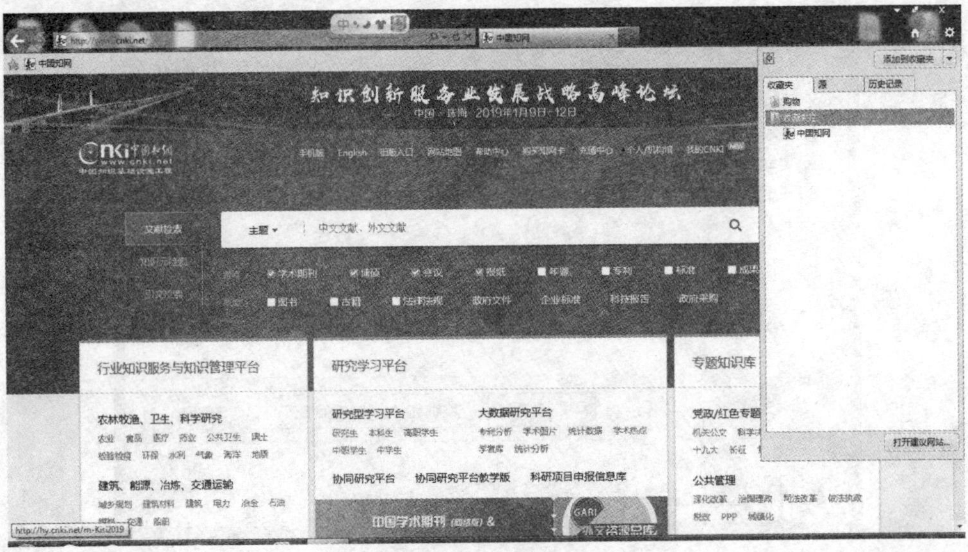

图 2－19　带“收藏夹栏”的浏览器

3. “Internet 选项”中的常用功能

操作步骤

(1) 单击浏览器右上角的齿轮状按钮（按钮），在弹出的下拉菜单中执行“Internet 选项”命令即可打开“Internet 选项”对话框，如图 2－20 所示。执行“工具”菜单中的“Internet 选项”命令也可以打开对话框。

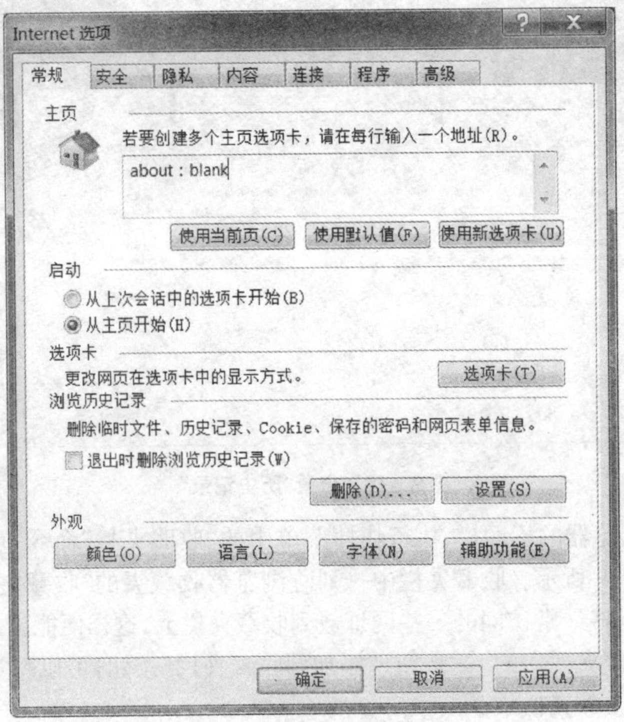

图 2－20　“Internet 选项”对话框

(2) 在“常规”选项卡中，将 http://www.baidu.com/填写到“主页”下面的地址输入框中，单击“确定”按钮即可完成浏览器主页的设置，如图 2 - 21 所示。关闭 IE 浏览器再重新打开，会看到浏览器打开后将自动加载百度首页。单击“新建选项卡”按钮，打开一张空白网页，再单击浏览器右上方的房子形状按钮（ 按钮），也可以加载百度主页。事实上，不论当前浏览器打开的是什么网页，只要单击 按钮，都可以跳转到浏览器主页设置的网页。如果不希望打开浏览器时加载任何网页，可以在“常规”选项卡“主页”下面的地址输入框中输入“about：blank”再单击“确定”按钮，如图 2 - 20 所示。这样打开浏览器后将会加载一张空白网页。

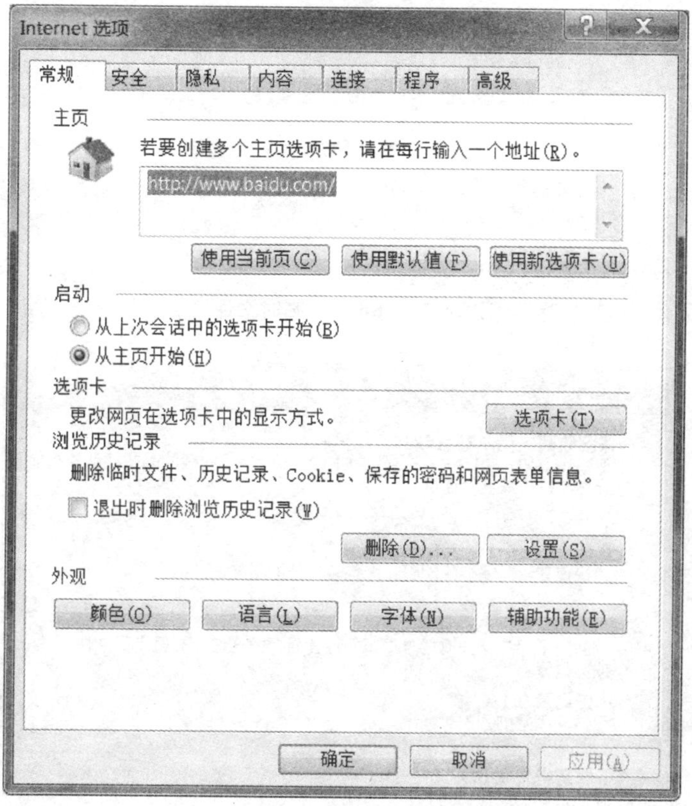

图 2 - 21　将“百度”设为主页

(3) 在“常规”选项卡“浏览历史记录”下方单击“设置”按钮，在弹出的“网站数据设置”对话框中再单击“查看文件”按钮，可以打开 Internet 临时文件夹。该文件夹中存放着用户最近浏览过的网页及网页中包含的图片、动画、格式控制、cookies(某些网站为了辨别用户身份而储存在用户本地终端上的数据)等文件，如图 2 - 22 所示。回到“常规”选项卡中单击“删除”按钮，可以打开“删除浏览历史记录”对话框，如图 2 - 23 所示。选择想要删除的历史记录类型，点击“删除”即可。再次查看 Internet 临时文件夹，可以看到该文件夹中的内容已经被清空了。

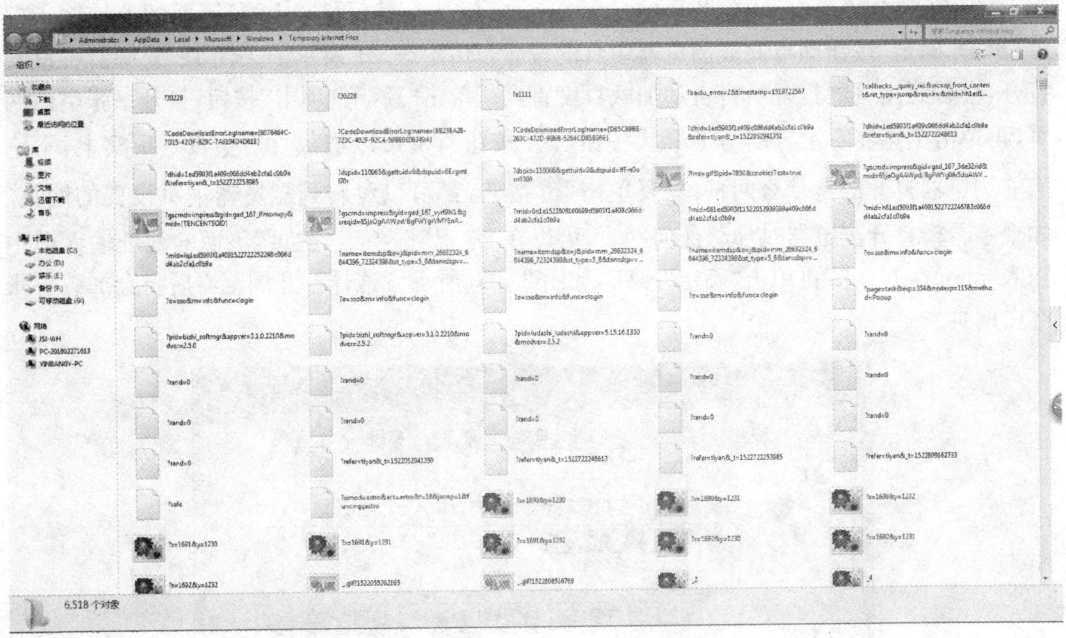

图 2-22 Internet 临时文件夹

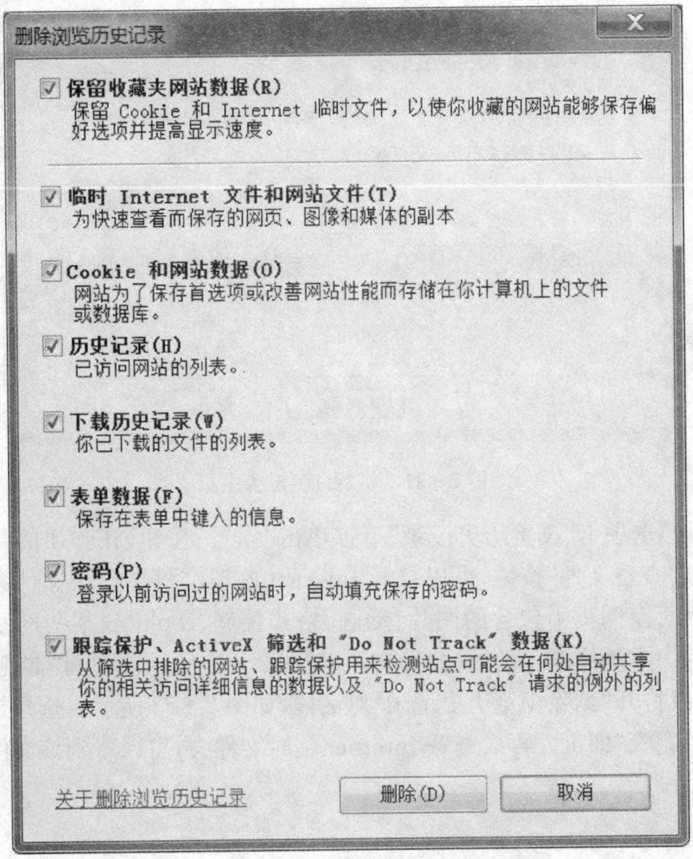

图 2-23 “删除浏览历史记录”对话框

(4) 在“Internet 选项”对话框中单击“内容”选项卡，单击“自动完成”下方的“设置”按钮，在弹出的“自动完成设置”对话框中取消选中“表单”复选框和“表单上的用户名和密码”复选框，如图 2－24 所示，再单击“确定”按钮。这样再在网页的表单中填写信息时，就不再会弹出曾经输入过的信息提示。

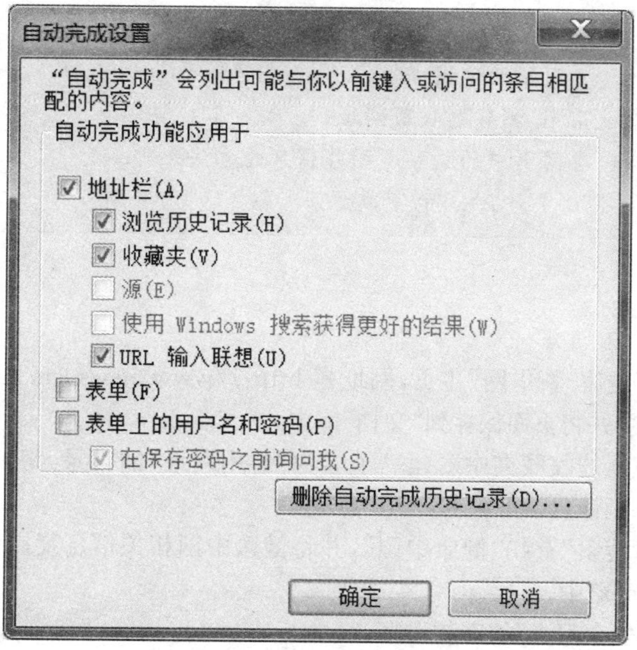

图 2－24　“自动完成设置”对话框

任务三 搜索引擎的使用和信息的保存

实验目的

1. 掌握搜索引擎的使用方法；
2. 学会使用 IE 浏览器收藏网址；
3. 掌握保存网页中的文字或图片信息的方法；
4. 掌握“360 安全卫士”的下载方法。

一、实验内容

1. 打开“新华健康-新华网”主页，网址是 http://www.news.cn/health/，任意打开一条新闻的页面浏览，并将页面保存到“文档”库中。

2. 在 IE 浏览器的收藏夹中新建一个名为“常用网址”的目录，将新浪的网址(www.sina.com.cn)添加至该目录下。

3. 使用“百度搜索”查找“健康中国”，并将健康中国相关信息复制保存到 Word 文档“健康中国资料.docx”中。

4. 下载“360 安全卫士”的安装程序。

二、实验步骤

1. 保存网页

操作步骤

(1) 打开 IE 浏览器，在地址栏中输入“http://www.news.cn/health/”，按 Enter 键，打开“新华健康-新华网”主页，如图 2-25 所示。

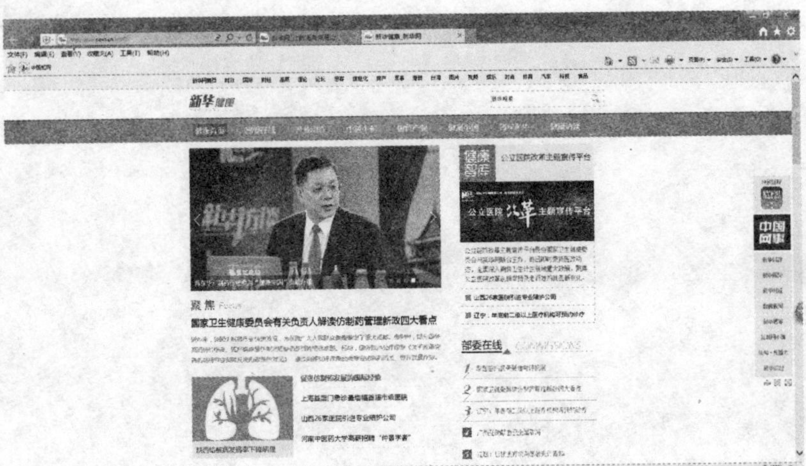
新华健康
国家卫生健康委员会有关负责人解读仿制药管理新政四大看点
部委在线

图 2-25 浏览网页

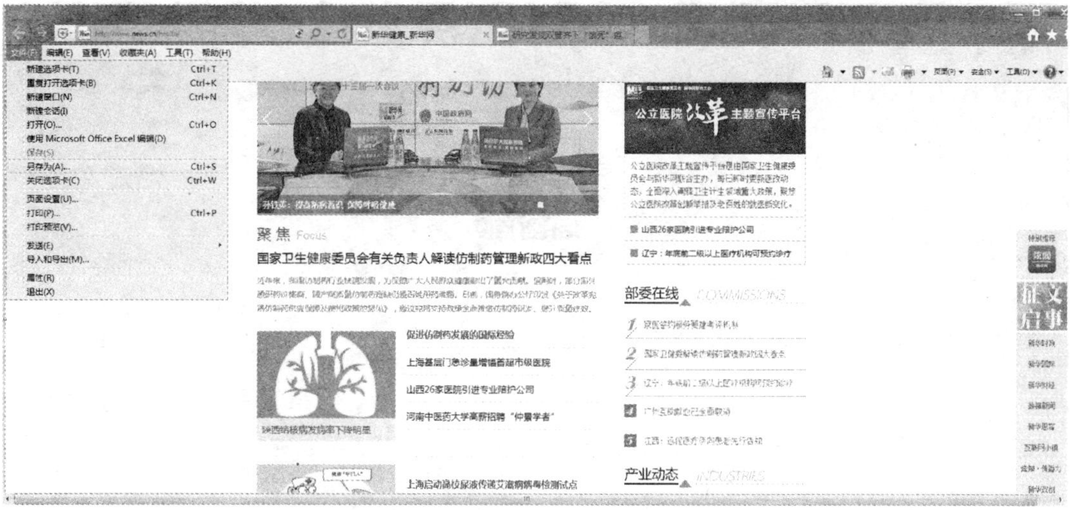

图 2-26　保存网页

(2) 浏览网页，单击一条新闻的链接，打开该新闻的页面。

(3) 在“文件”下拉菜单中选择“另存为”命令，如图 2-26 所示。

(4) 打开“保存网页”对话框，将路径定位到“文档”库，然后单击“保存”按钮即可，如图 2-27 所示。

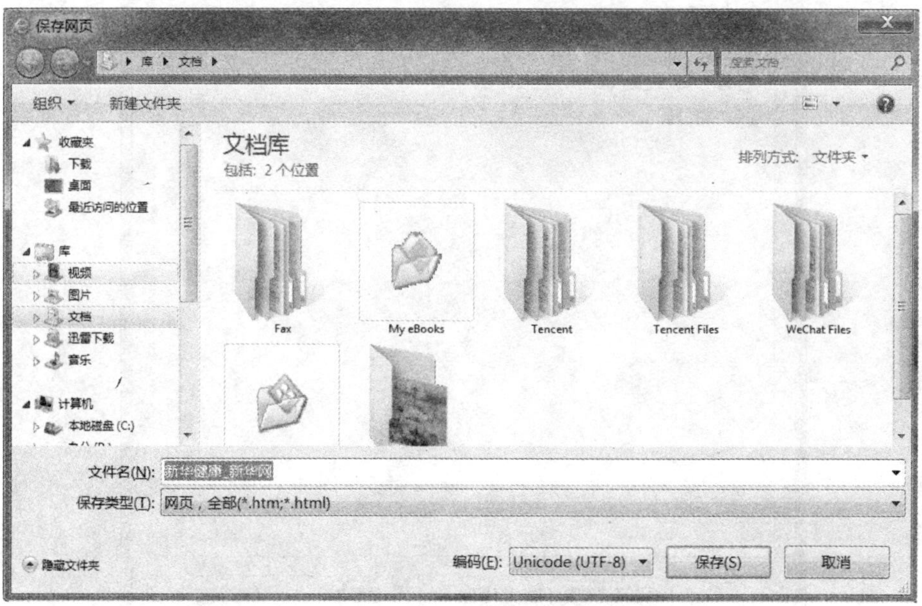

图 2-27　“保存网页”对话框

2. 学会使用 IE 浏览器收藏网址

操作步骤

(1) 打开 IE 浏览器，单击右上角的按钮 ☆，然后单击“添加到收藏夹”按钮右侧的下三角，在弹出的下拉菜单中选择“整理收藏夹”命令，如图 2-28 所示。

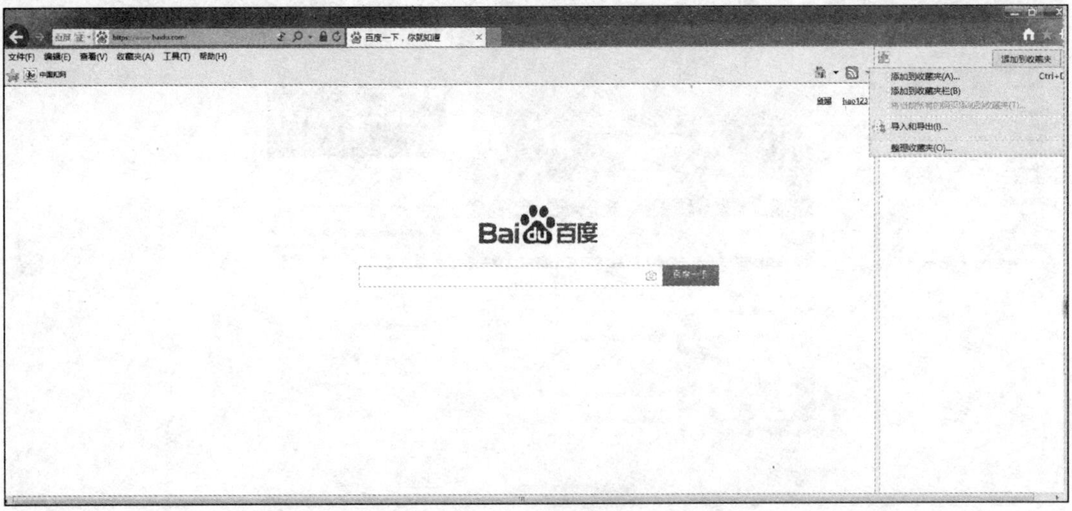

图 2－28　选择命名图

(2) 打开“整理收藏夹”对话框，单击下方的“新建文件夹”按钮，并将新建的文件夹命名为“常用网址”，如图 2－29 所示。

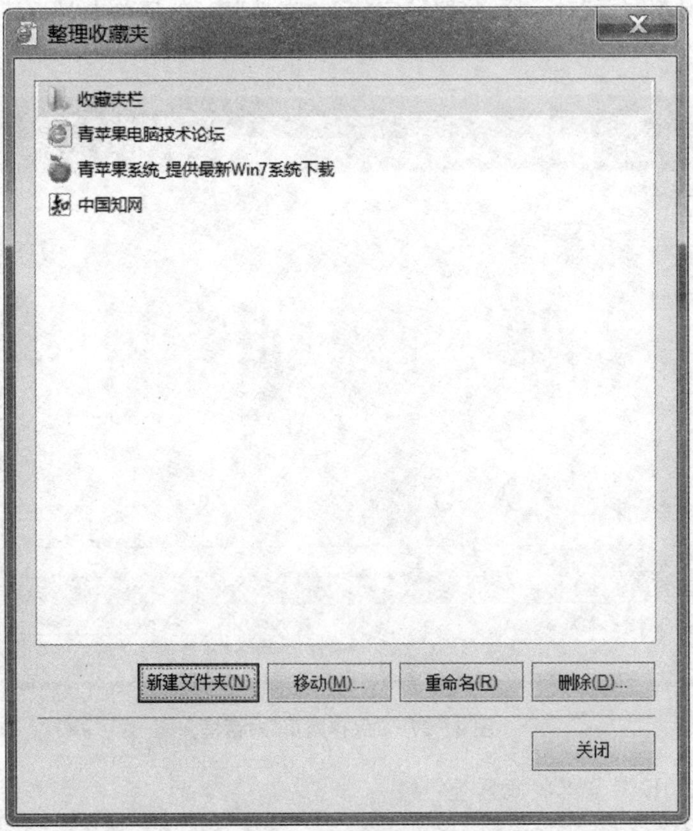

图 2－29　“整理收藏夹”对话框

(3) 关闭“整理收藏夹”对话框，在 IE 地址栏中输入网址 www. sina. com. cn，按 Enter 键，打开新浪主页。

(4) 单击 IE 浏览器右上角的按钮 ☆，然后单击“添加到收藏夹”按钮，打开“添加收藏”对话框；在“名称”文本框中输入网页名称，在“创建位置”下拉列表中选择“常用网址”，如图 2－30 所示；最后单击“添加”按钮即可。

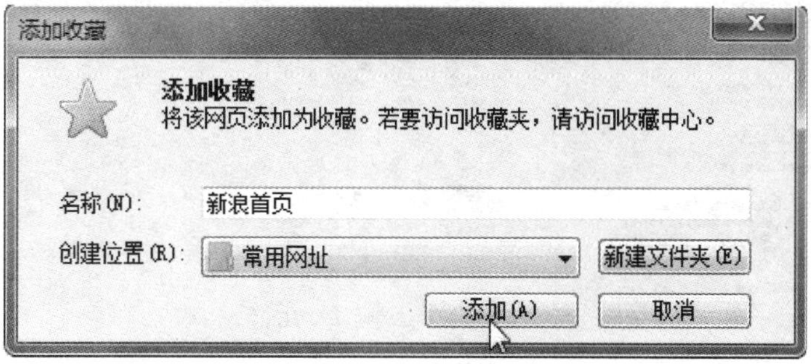

图 2－30 “添加收藏”对话框

3. 网页信息的保存

操作步骤

(1) 打开 IE 浏览器，在地址栏中输入 http://www. baidu. com 打开百度搜索的主页，如图 2－31 所示。

(2) 在搜索文本框中输入“健康中国”，单击“百度一下”按钮。

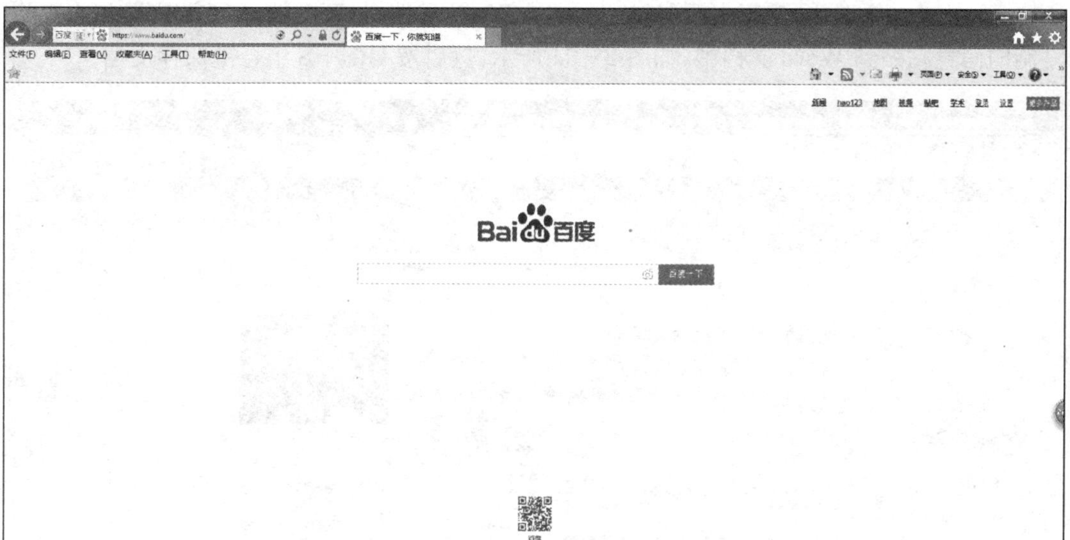

图 2－31 百度主页

(3) 搜索结果如图 2-32 所示。单击链接“健康中国 百度百科”。

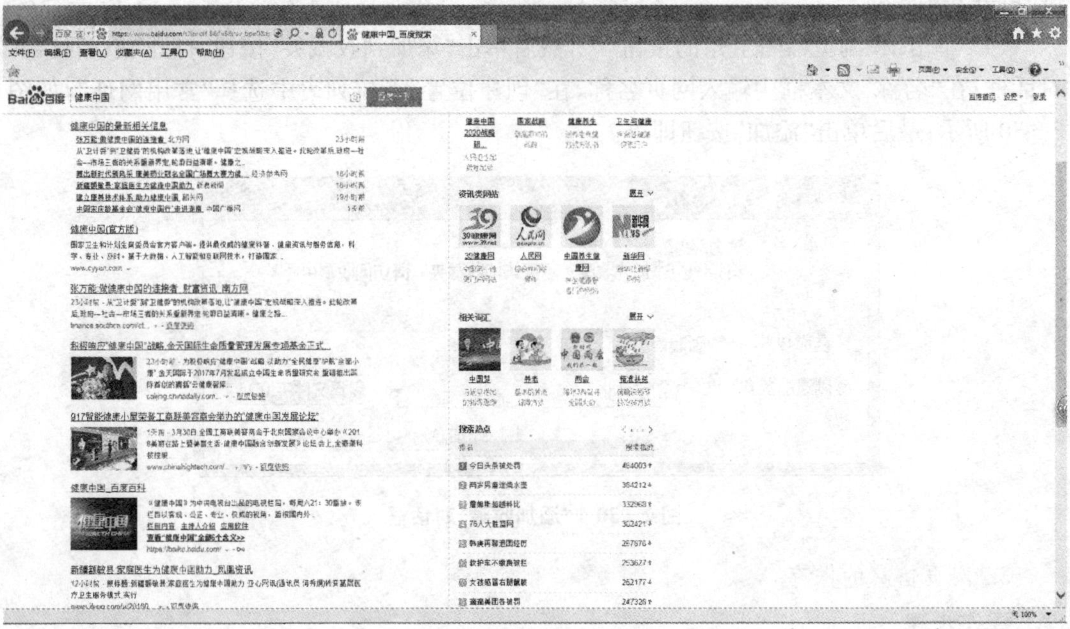

图 2-32 搜索结果

(4) 在打开的页面中,拖动鼠标选中健康中国相关信息,然后右击,在弹出的快捷菜单中选择“复制”命令,如图 2-33 所示。

(5) 新建一个名为“健康中国资料.docx”的 Word 文档,打开文档,按 Ctrl+V 组合键将复制的信息粘贴到 Word 文档中,如图 2-34 所示;然后按 Ctrl+S 组合键保存文档。

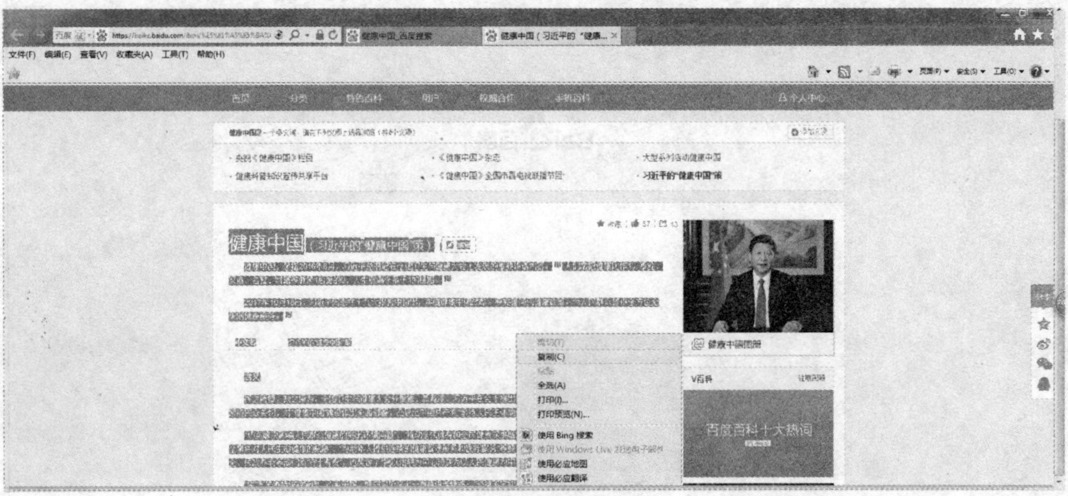

图 2-33 复制信息

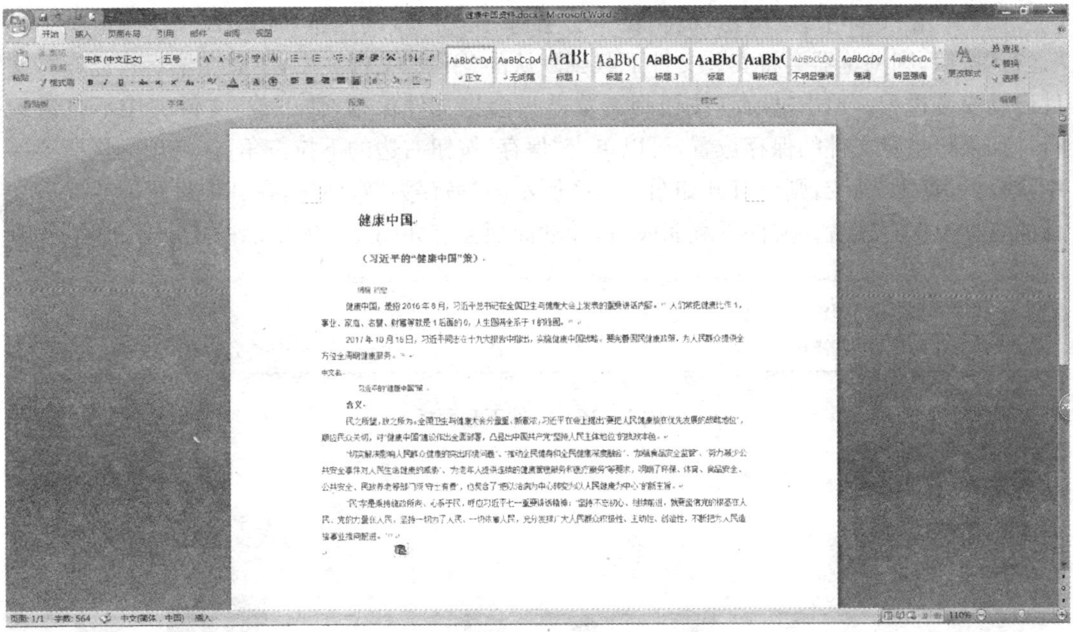

图 2－34　保存的健康中国资料

4. 文件的下载

操作步骤

(1) 在百度搜索栏中输入关键词"360 安全卫士下载"即可检索到一系列可以下载该软件的网页超链接。由于该软件是一款免费软件，因此建议选择开发该软件公司的官网进行下载。这里可以单击网页来源是 www.360.cn 的超链接，打开 360 安全卫士的下载网页，如图 2－35 所示。

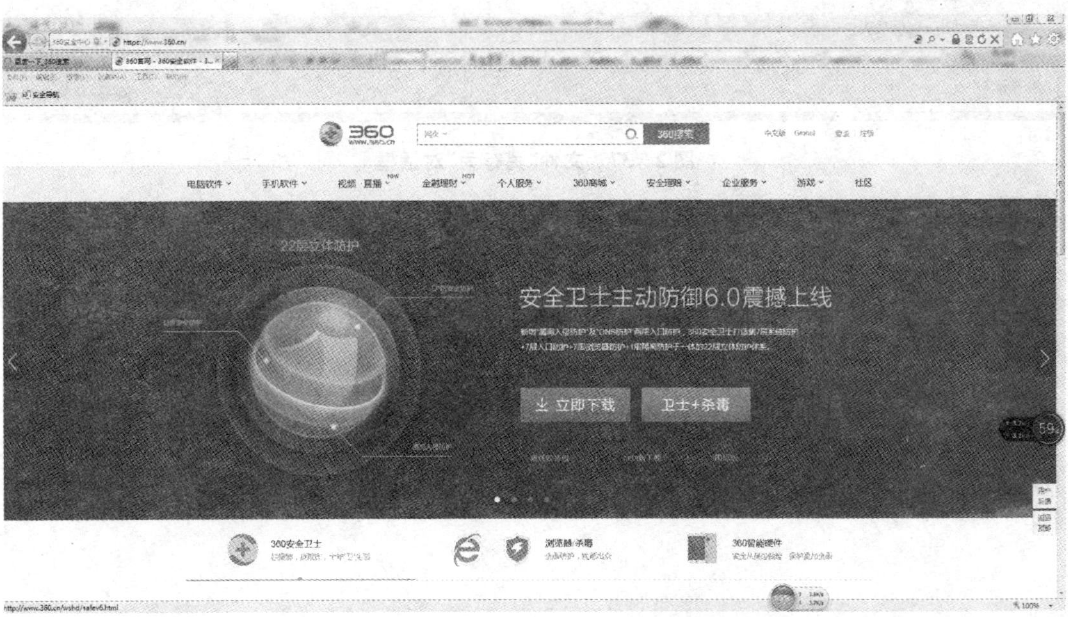

图 2－35　"360 安全卫士"官网下载页面

(2) 单击“立即下载”按钮,浏览器下方会弹出一个浮动面板,如图 2 - 36 所示。单击“运行”按钮,则浏览器会将安装文件下载到默认的“下载”文件夹中,下载完毕后自动运行文件启动安装过程。单击“保存”按钮则浏览器只会将文件保存在“下载”文件夹中不自动运行。如果想指定文件的保存位置,可以单击“保存”按钮右边的下拉三角,在弹出的快捷菜单中执行“另存为”命令,则会打开如图 2 - 37 所示的“另存为”对话框,在其中设置下载以后文件的名称及保存位置。文件下载完成后,浮动面板会有如图 2 - 38 所示的提示。

图 2 - 36 文件下载面板

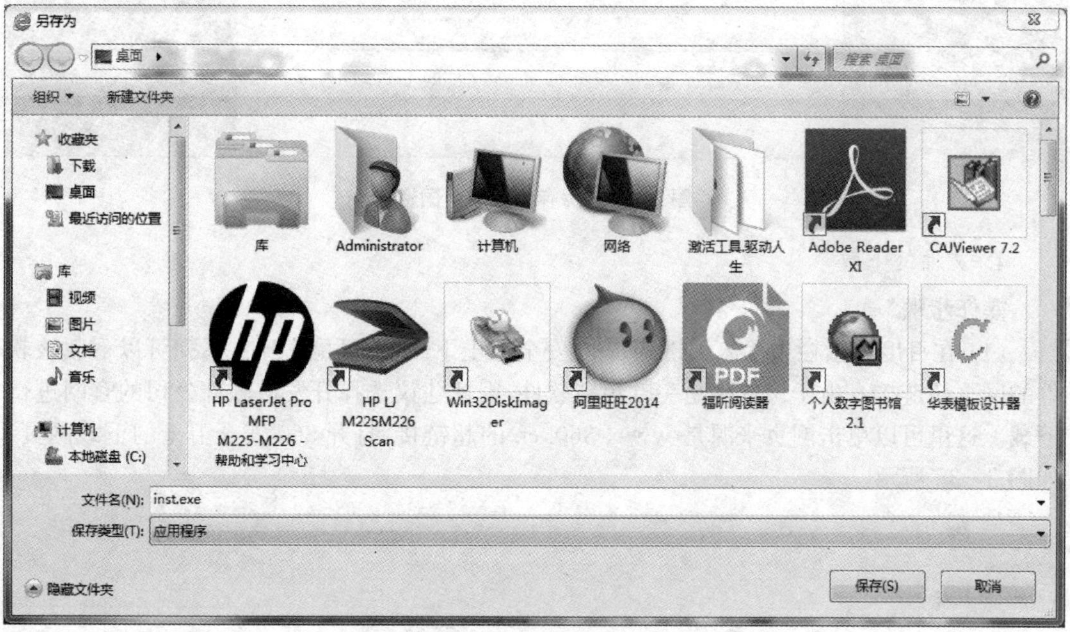

图 2 - 37 文件“另存为”对话框

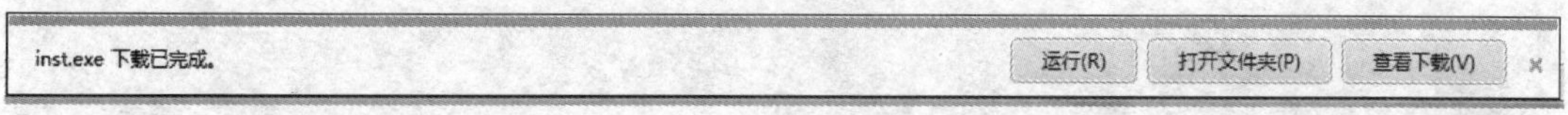

图 2 - 38 文件下载完成面板

任务四 电子邮件的收发和电子邮件客户端软件的使用

实验目的

1. 掌握使用 Web 收发邮件的方法；
2. 掌握使用 Outlook 收发邮件的方法。

一、实验内容

1. 注册一个"网易"免费邮箱。

2. 通过 Web 进行电子邮件的收发。

3. 将 Liu Ming 的邮件地址 LiuMing@163. com 添加到 Outlook 的联系人中，然后给他发送一封邮件，主题为"周末的活动安排"，正文内容为："你好！本周末学校组织活动，一定要参加。"同时插入附件"关于周末活动安排的通知. txt"，并使用"密件抄送"将此邮件发送给 SunDan@163. com。

二、实验步骤

1. 免费邮箱的注册

操作步骤

(1) 在浏览器的地址栏输入"www. 163. com"后按 Enter 键确认，即可在浏览器中打开"网易"的网站主页，如图 2 - 39 所示。单击网页顶端的"注册免费邮箱"链接即可跳转到免费邮箱的注册页面，如图 2 - 40 所示。该页面提供了"注册字母邮箱""注册手机号码邮箱"和"注册 VIP 邮箱"三种不同的注册通道。"字母邮箱"可以字母、数字、下划线构成的字符串作为邮箱的用户名，用户名可以展现邮箱主人的一些个性特点，但容易受重名困扰。"手机号码邮箱"可以用用户的手机号码作为邮箱的用户名，不用担心重名问题，但容易通过邮箱地址暴露个人信息。"VIP 邮箱"需要付费使用。用户根据自己的需要选择具体的方式注册邮箱。

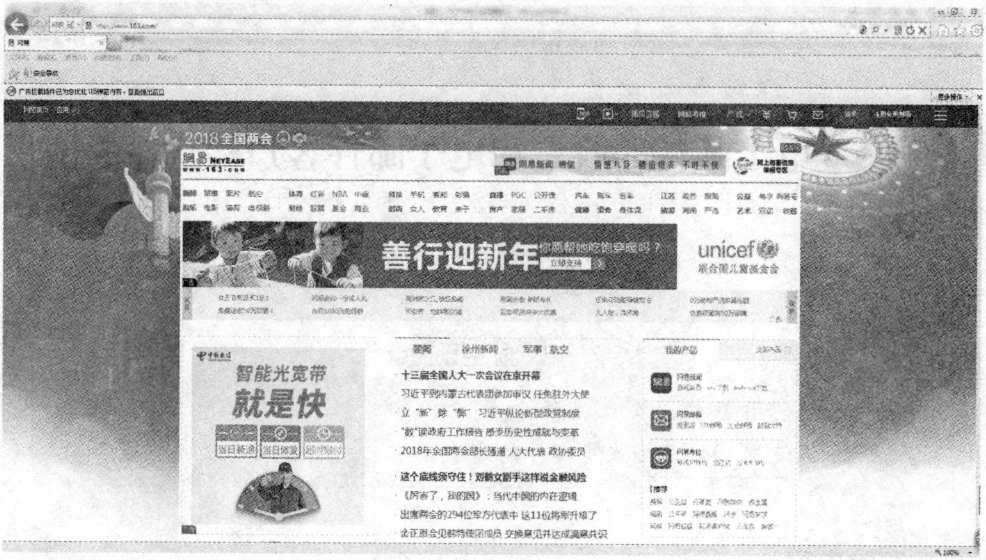

图 2-39　网易首页

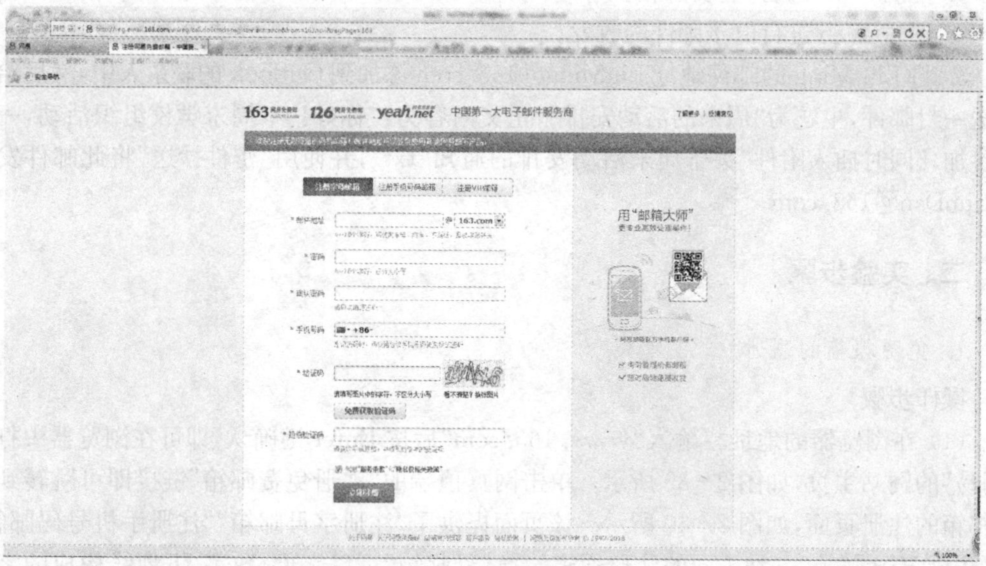

图 2-40　网易邮箱注册页面

(2) 单击“注册字母邮箱”按钮，打开字母邮箱的注册表单。填写好相关信息后单击“立即注册”按钮即可完成邮箱的注册。

2. 通过 Web 进行电子邮件的收发

操作步骤

(1) 在浏览器中访问网易网站首页，将鼠标放在页面顶端的“登录”按钮上，即可弹出登录表单，填写电子邮箱的用户名和密码，如图 2-41 所示，单击“登录”按钮。在随后弹出的下拉菜单中选择“进入我的邮箱”，即可进入邮箱的主界面。也可以在网易主页上的“网易产品”处单击“免费邮箱”链接，跳转到如图 2-42 所示的登录界面进行登录。

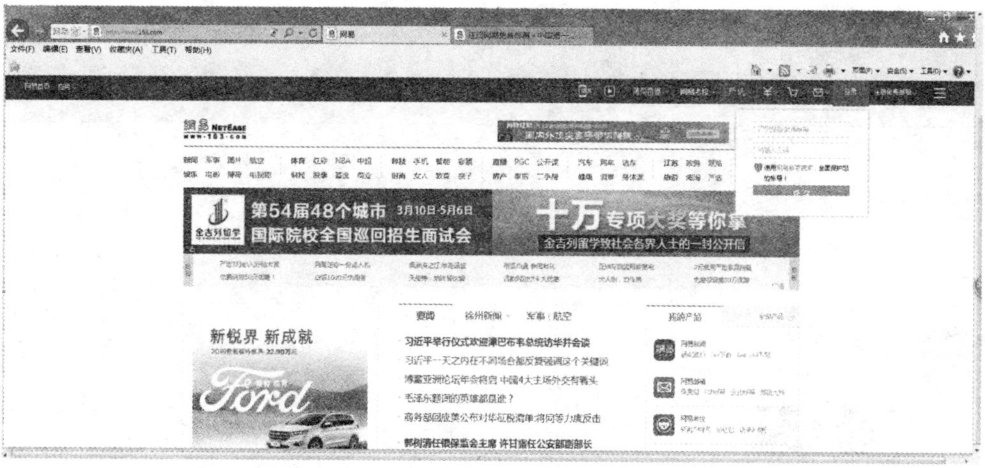

图 2 - 41　网易邮箱登录表单

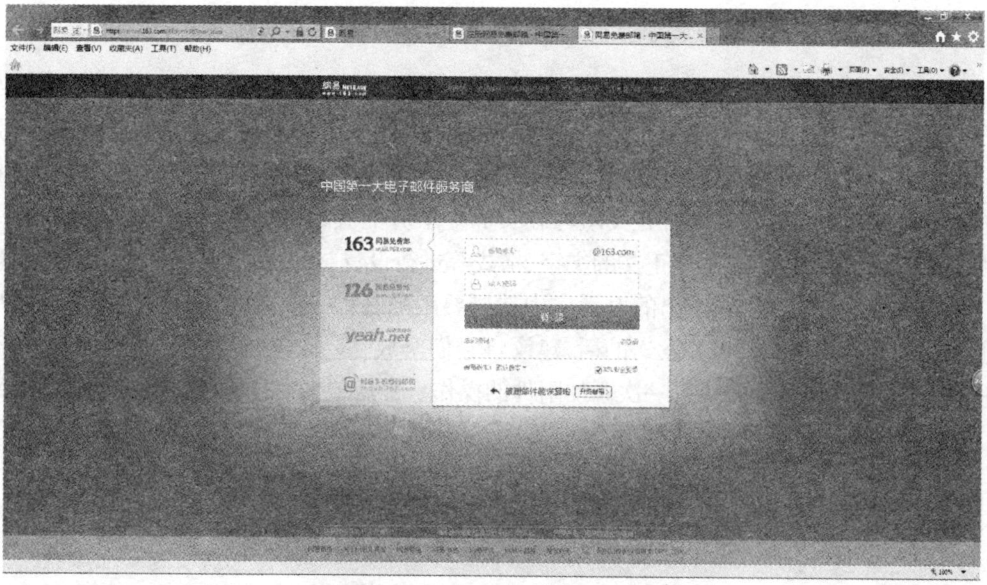

图 2 - 42　网易邮箱登录网页

（2）登录成功后，网页转到电子邮件的操作主页面。单击“收信”按钮或“收件箱”链接，可以打开收件箱查看收到的电子邮件。单击邮件主题可以转到邮件的详细页面查看邮件的内容。单击邮件上方的“回复”按钮可对当前邮件进行回复，单击“转发”按钮可将该邮件转发给其他联系人。邮件所携带的附件通常列在邮件正文的下方，将鼠标放在附件上方，会弹出如图 2 - 43 所示浮动面板，可选择对该附件执行“下载”“打开”“预览”或“存网盘”等操作。

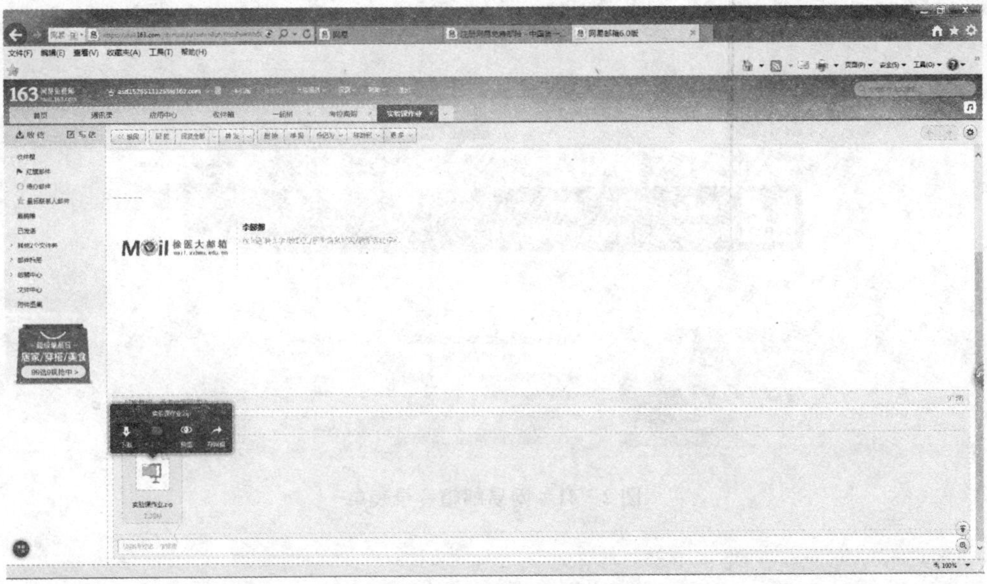

图 2-43 操作附件的浮动面板

(3) 单击“写信”按钮，页面将跳转到电子邮件的编辑页面，如图 2-44 所示。在“收件人”后填写收件人的电子邮箱地址，如果有多个收件人的话，各邮箱地址之间用逗号或分号间隔。在“主题”后填写邮件的标题，这样收件人可以根据收到的邮件标题知道邮件的大致内容，从而有所选择地进行阅读。邮件正文填写在页面左下方的大编辑框中，编辑框的上方有一些邮件格式的设置工具，可对邮件正文的文字、格式等进行设置。如果需要跟随当前邮件发送附件，可以单击“添加附件”，在弹出的对话框中选择要跟随邮件一起发送的文件，文件会自动进行上传。如果有多个文件需要发送的话，建议将它们全放在一个文件夹中通过压缩软件压缩成一个文件，这样便只需要执行一次添加附件的操作。最后单击“发送”按钮发送本邮件。

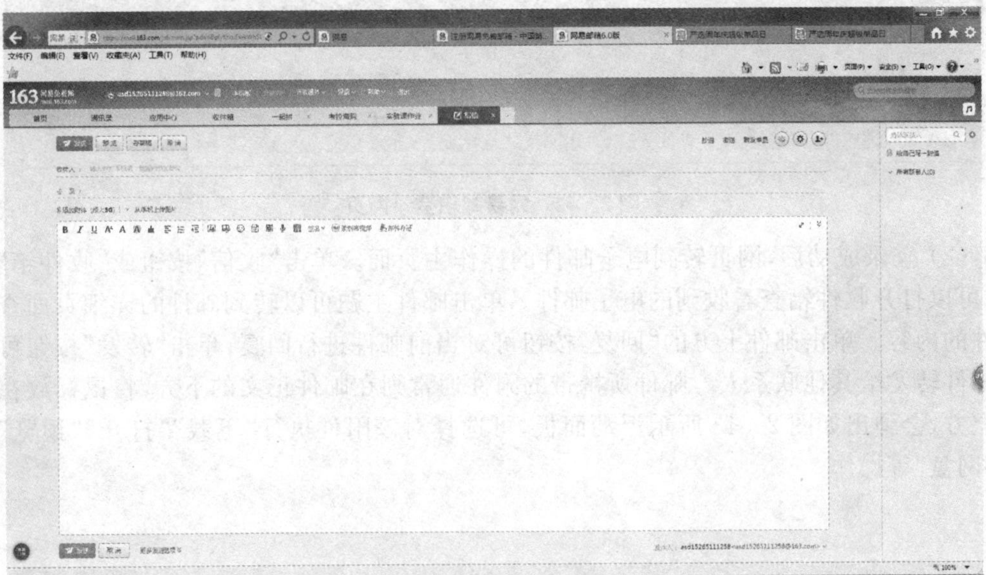

图 2-44 “写信”页面

3. 通过 Outlook Express 进行电子邮件的收发

操作步骤

(1) 打开 Microsoft Outlook 2010，在“导航窗格”中单击“联系人”按钮；然后在“开始”选项卡中单击“新建联系人”按钮，打开联系人资料填写窗口。如图 2 - 45 所示。

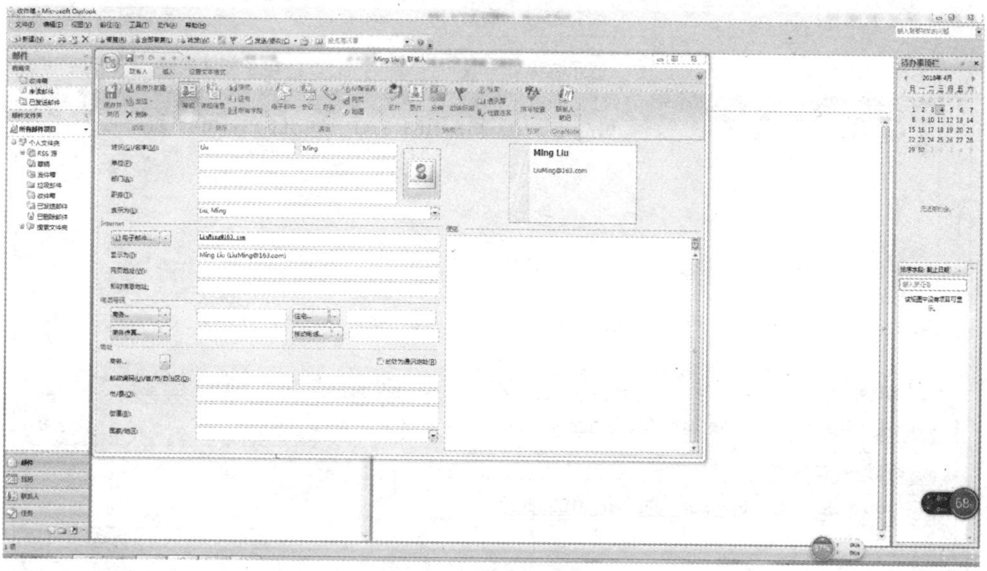

图 2 - 45　添加联系人

(2) 在“姓氏”“名字”文本框中分别输入“Liu”“Ming”，在“电子邮件”文本框中输入 LiuMing@163. com。

(3) 在“导航窗格”中单击“邮件”按钮；然后在“开始”选项卡中单击“新建电子邮件”按钮，出现如图 2 - 46 所示的撰写新邮件窗口。

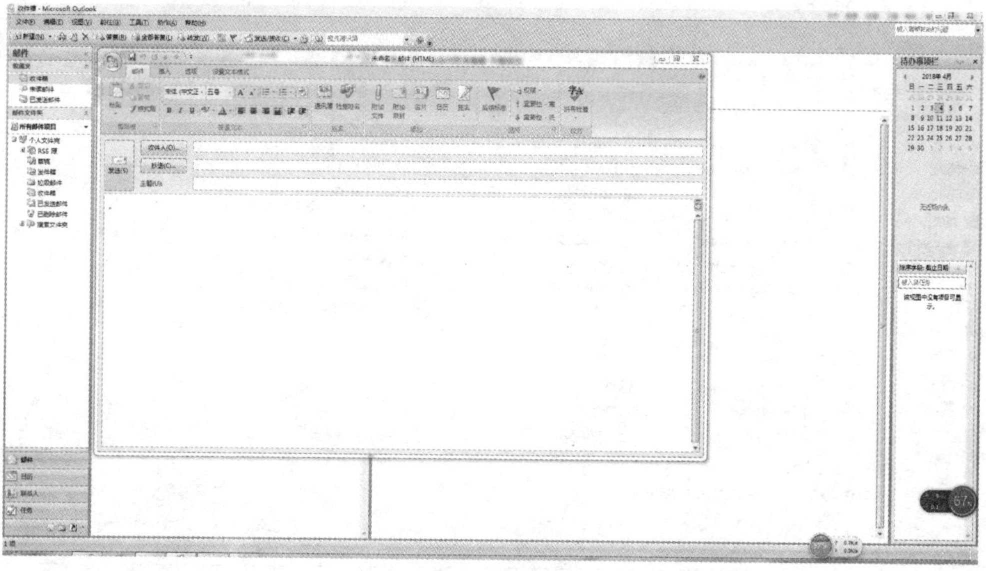

图 2 - 46　撰写新邮件

(4) 单击“收件人”按钮，出现如图 2－47 所示的对话框，选择联系人 Ming Liu，单击“收件人”按钮；选择联系人 Dan Sun，单击“密件抄送”按钮；最后单击“确定”按钮。

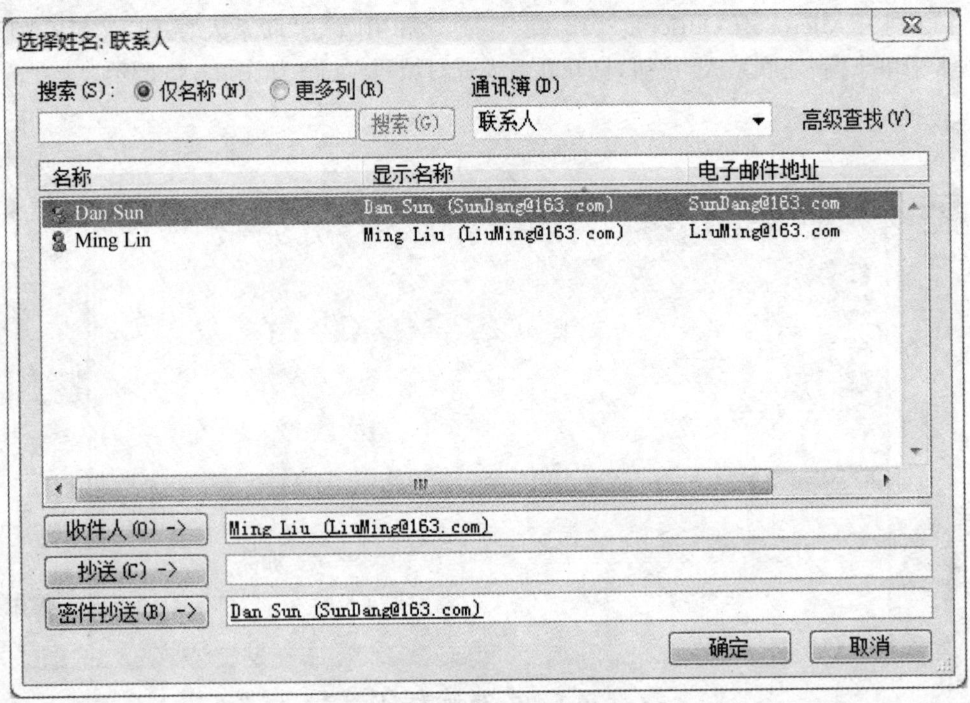

图 2－47 选择收件人和密件抄送

(5) 在撰写新邮件窗口中单击“添加文件”按钮，打开“插入文件”对话框，选择文件“关于周末活动安排的通知.txt”，然后单击“插入”按钮，如图 2－48 所示。

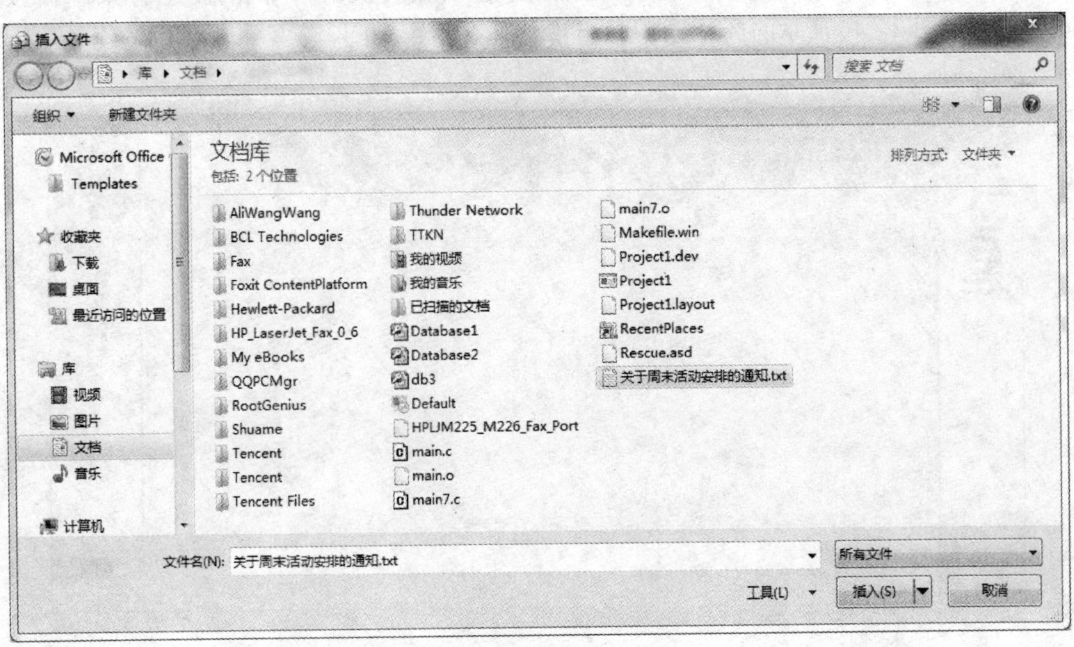

图 2－48 插入附件

(6) 在撰写新邮件窗口中输入主题:“周末的活动安排”,输入邮件内容:“你好!本周末学校组织活动,一定要参加。”如图 2-49 所示。

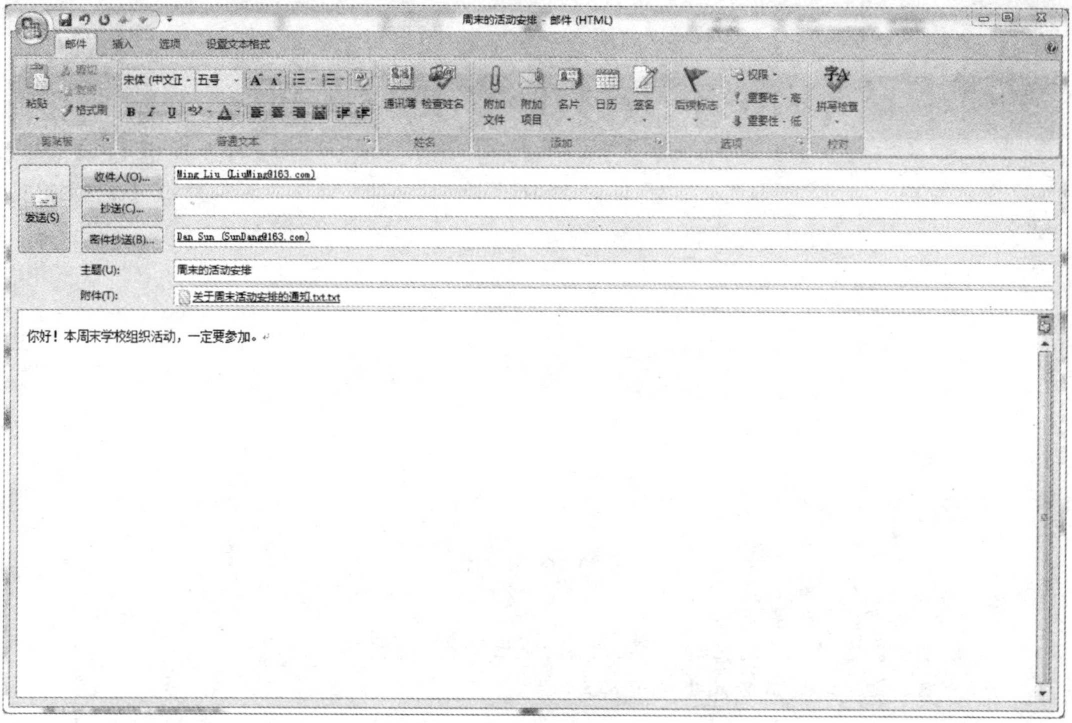

图 2-49 添加主题和内容

(7) 单击“发送”按钮,将邮件发送出去。

实验3 Word 2010 文字处理

【微信扫码】
相关资源

任务一 文档基本编辑

实验目的

1. 掌握Word文档的字体、段落、分栏等基本操作方法；
2. 掌握项目符号的设置方法；
3. 掌握查找、替换的用法；
4. 掌握SmartArt图形的设置方法；
5. 掌握艺术字、文本框、图片的插入使用方法，实现图文混排。

一、实验内容

在“实验素材”文件夹中有一名为“世界卫生日”的Word文档，请按图3-1样张所示的格式进行设置。

1. 输入标题“世界卫生日”；华文彩云、二号，文本效果为第2行第2列的效果，居中，字符间距加宽3磅；设置紧密映像；接触效果。

2. 设置文本首行缩进2字符；所有正文段落设置段间距，段前0.5行，段后0.5行；单倍行间距。

3. 对第一个小标题(发展历史)下的第一段进行分栏，分成相等的两栏，栏间加分隔线。

4. 第一段首字下沉3行。

5. 为第2、5、7、9段设置项目符号 🕮。

6. 查找并替换正文中所有的“世界卫生日”(不包括标题)，将格式替换为加粗、加着重号。

7. 为第6段文字添加边框和底纹，边框设置成“阴影”、“单实线”、线宽为“1磅”，底纹设置成“橙色，强调文字颜色6，单色15%”。

8. 将文章的标题设置成艺术字。

9. 将素材文件夹下的图片“Wlogo”插入到正文的第 10 段中，设置居中。

10. 插入 SmartArt 图形。

11. 将编辑好的文档以“实验 3－1 聚焦世界卫生日”为名，类型为.docx，保存到 D 盘个人文件夹中。

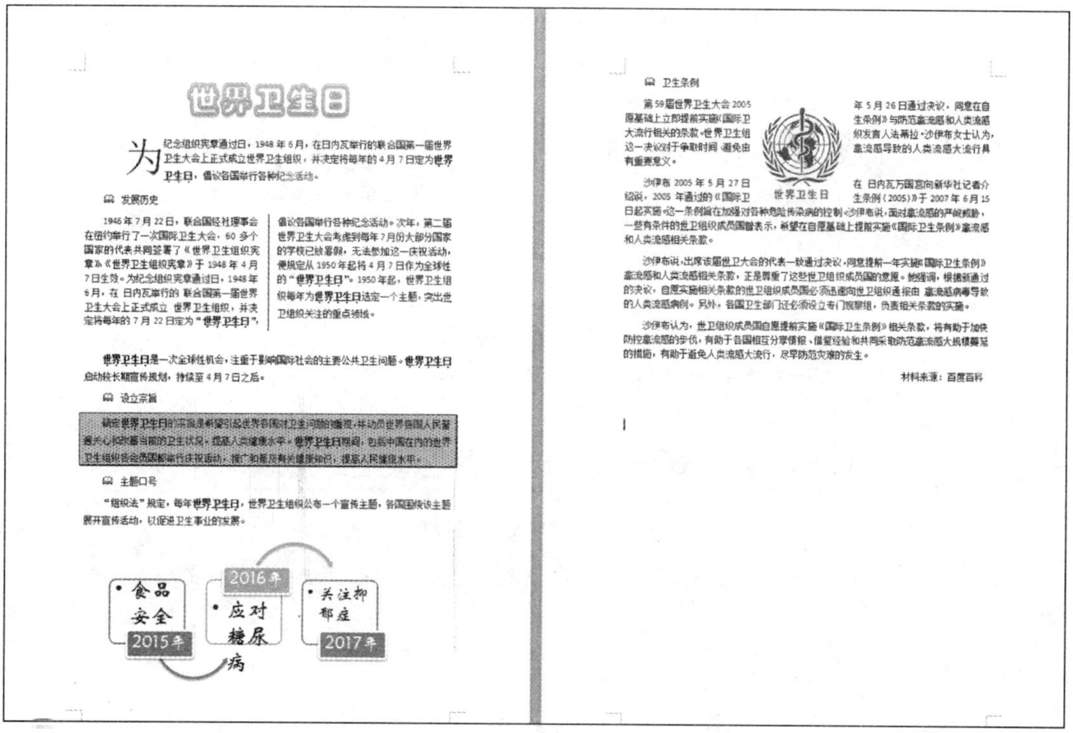

图 3－1　实验 3－1 样张

二、实验步骤

1. 标题格式的设置

操作步骤

将光标插入点置于第一行行首，输入标题“世界卫生日”，并按下回车键。

方法一：利用快捷命令。选中标题行，在“开始”选项卡“字体”选项组中选择“字体”“字号”“文字效果”、 等快捷按钮分别设置字体为华文彩云、字号为二号以及紧密映像，接触效果。

方法二：利用字体设置对话框。选中标题行，单击鼠标右键，在弹出的快捷菜单中选择“字体(F)”命令，打开字体设置对话框，如图 3－2 所示，将字体设置为“华文彩云”，字号设置为“二号”。切换到“高级”选项卡，如图 3－3 所示，在“间距”下拉列表框中选择“加宽”，在后面的“磅值”微调框中输入“3 磅”。单击对话框中最下方的“文字效果”按钮，弹出如图 3－4 所示的对话框。单击“文字效果”按钮，弹出文本效果设置对话框，如图 3－5 所示。选择“映像”选项下“预设”中的紧密映像，接触效果。

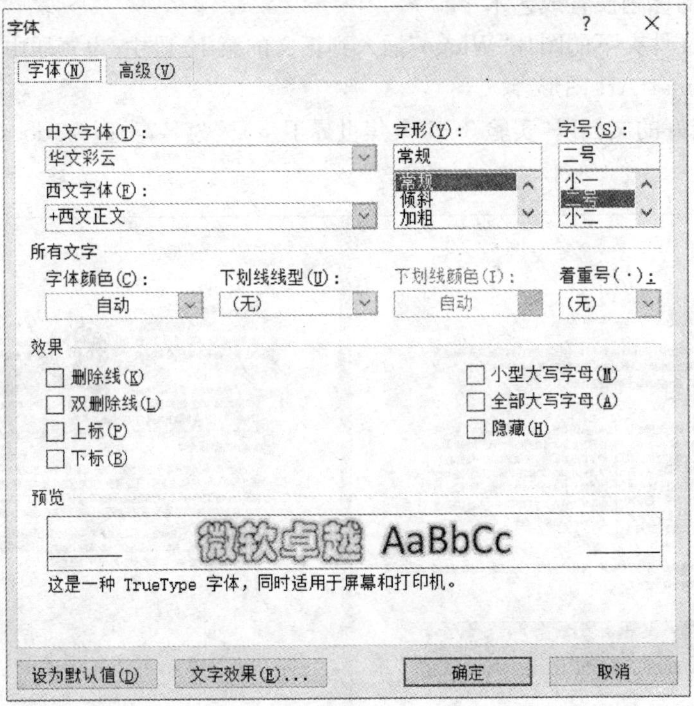

图 3-2 “字体”对话框

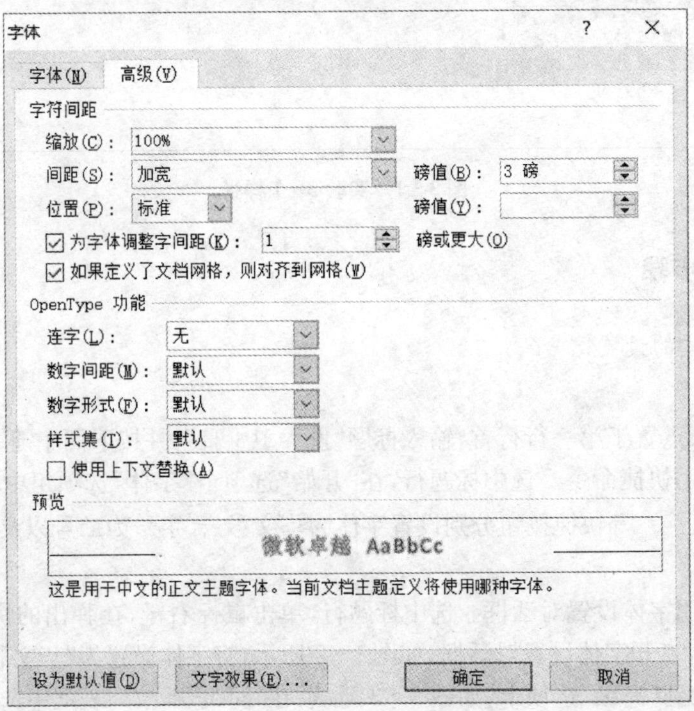

图 3-3 “字体”对话框—高级选项卡

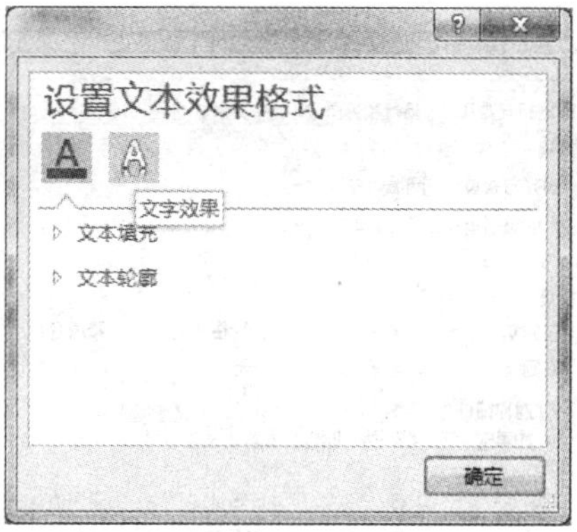

图 3-4 文字效果选项

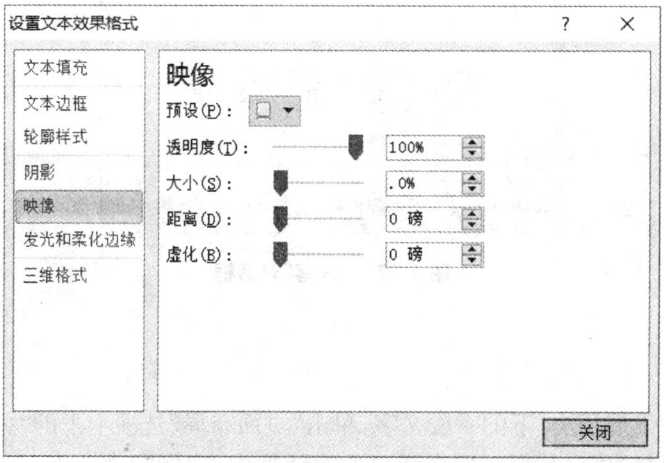

图 3-5 设置文本效果格式

段落居中设置:选中标题,单击“开始”选项卡“段落”选项组“居中”工具按钮,如图 3-6 所示,设置标题居中。

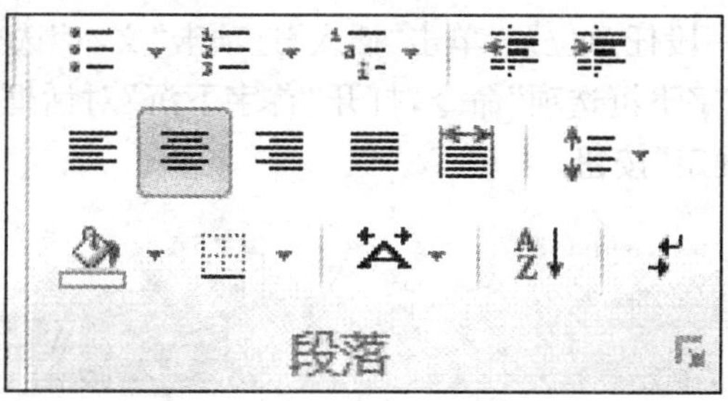

图 3-6 段落组件

2. 段落设置

操作步骤

选中正文,单击“开始”选项卡的“段落”组中“段落”对话框启动器按钮 。弹出“段落”对话框,如图 3-7 所示。打开“缩进和间距”选项卡,在“缩进”选项组中选择“首行缩进”命令,在“间距”选项下分别设置:段前 0.5 行,段后 0.5 行,“行距”设置为单倍行距,单击“确定”按钮。

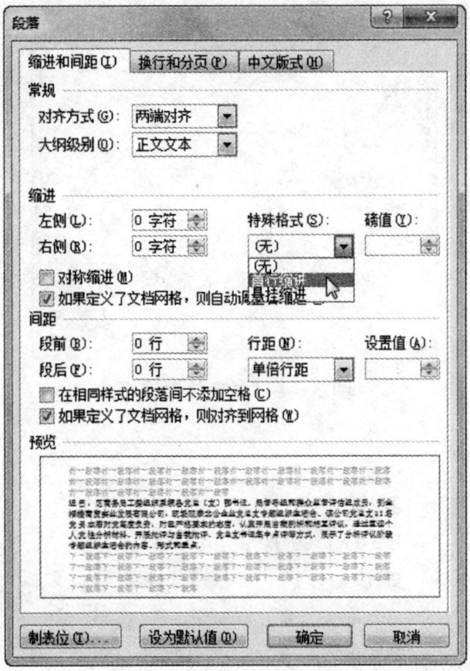

图 3-7 “段落”对话框

3. 分栏操作

操作步骤

选中小标题“发展历史”下的一段文字，单击“页面布局”选项卡下的“页面设置”组件，单击“分栏”按钮，选择“更多分栏…”，在弹出的对话框中，选择“2 栏”，勾选“分隔线”复选框，单击“确定”按钮。

4. 首字下沉

操作步骤

将光标移至正文第一段任意位置，单击“插入”选项卡“文本”选项组下“首字下沉”按钮，如图 3-8 所示；单击“首字下沉选项”命令，打开“首字下沉”对话框如图 3-9 所示，设置下沉行数为 3；然后单击“确定”按钮。

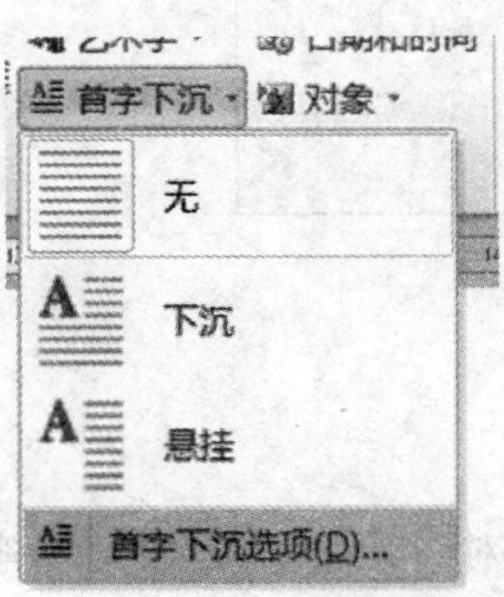

图 3-8 “首字下沉”命令

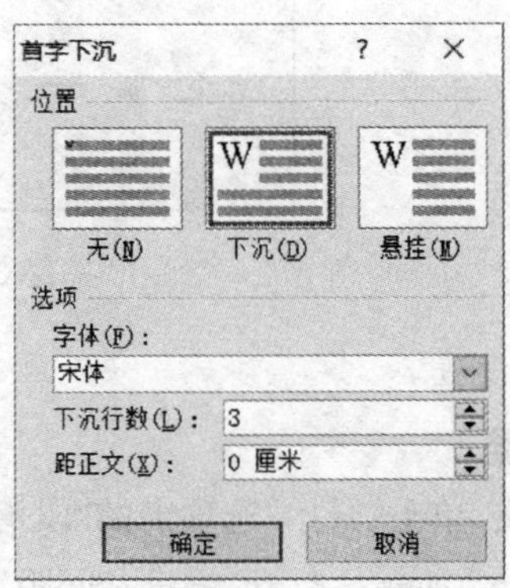

图 3-9 “首字下沉”对话框

5. 添加项目符号

操作步骤

按住 Ctrl 键，选中四个小标题段落，单击“开始”选项卡的“段落”组中“编号”命令按钮 的右侧向下键头，打开如图 3－10 所示的下拉列表；单击“定义新项目符号(D)...”，弹出“定义新项目符号”对话框，如图 3－11 所示；单击“符号(S)...”按钮，弹出如图 3－12 所示的对话框；选择符号，单击“OK”按钮。

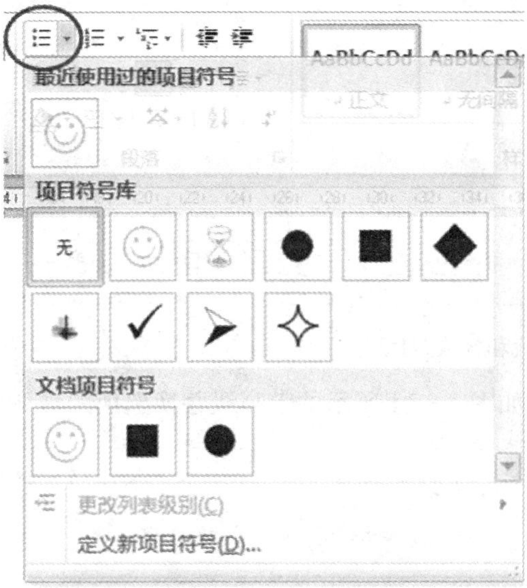

图 3－10　项目符号下拉选项

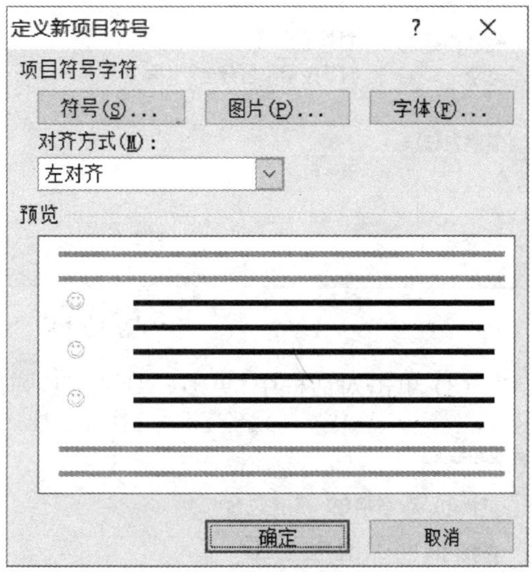

图 3－11　定义新项目符号

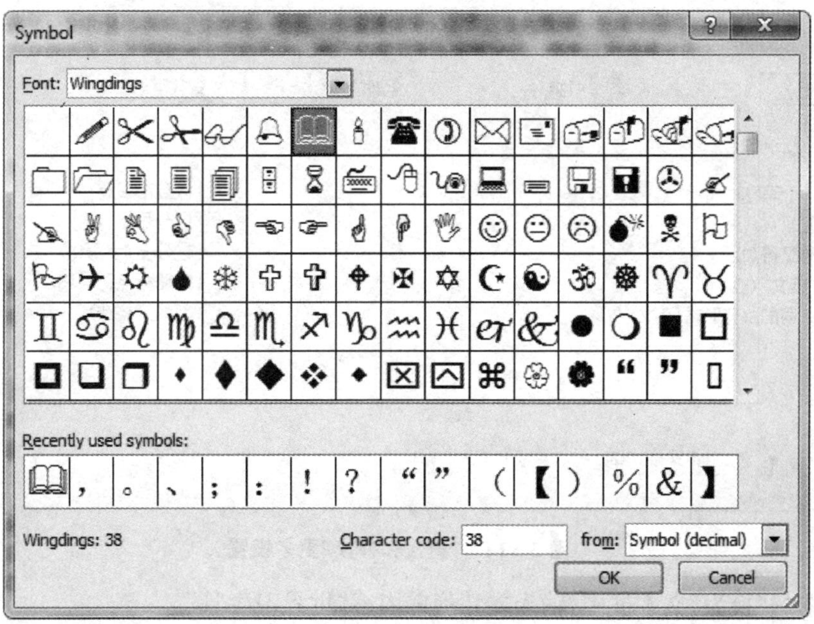

图 3－12　选择符号

6. 查找和替换

操作步骤

(1) 在正文中选中“世界卫生日”。

(2) 单击“开始”选项卡的“编辑”组中“替换”工具按钮，或者按 Ctrl+H 组合键，弹出如图 3-13 所示“查找和替换”对话框。

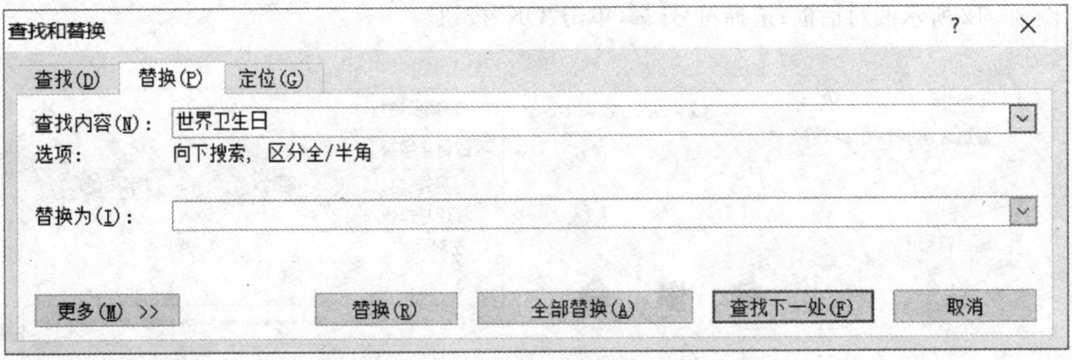

图 3-13 “查找和替换”对话框

(3) 单击对话框中“更多(M)”按钮，弹出如图 3-14 所示的带高级替换选项的对话框。

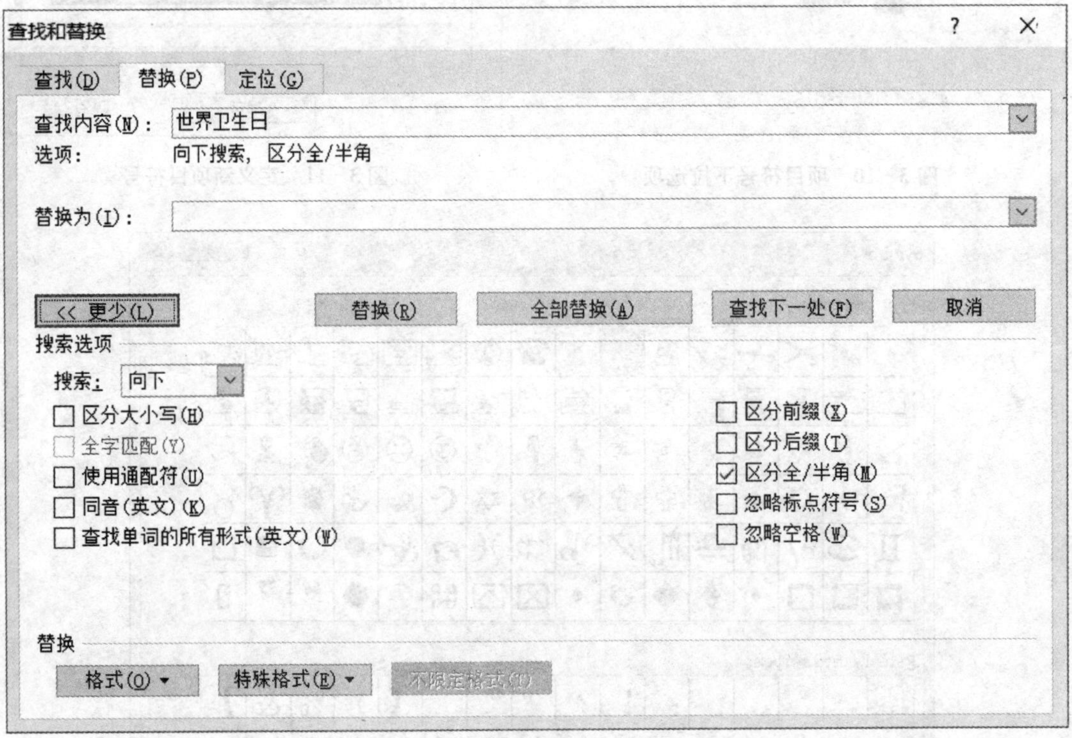

图 3-14 “查找和替换”更多设置

(4) 在“替换为”文本框中，输入要替换的内容“世界卫生日”。

(5) 光标定位在“替换为”文本框中。

(6) 单击“格式(O)”按钮，在下拉菜单中执行“字体”命令，弹出“替换字体”对话框；在“替换字体”对话框中，设置要更改的格式“加粗、加着重号”，如图 3－15；单击“确定”按钮，返回“查找和替换”对话框。

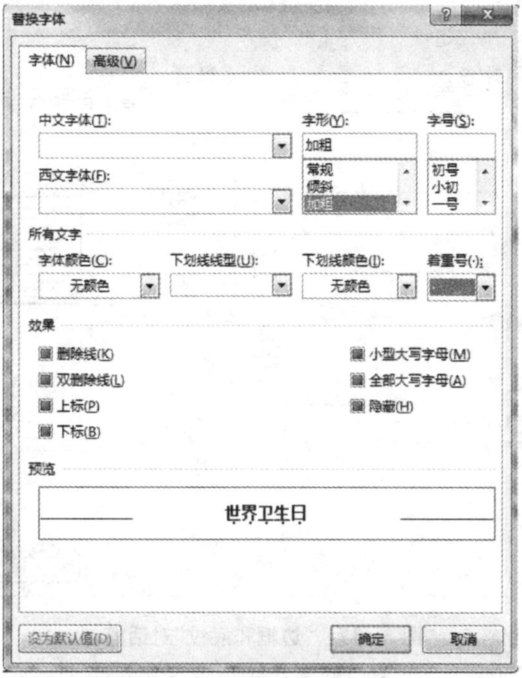

图 3－15　设置替换格式

(7) 单击“替换”按钮，对正文中的“世界卫生日”进行替换，如果查到的是标题中的“世界卫生日”，则单击“查找下一处”按钮跳过，替换到文档结尾处将出现如图 3－16 所示信息提示框，单击“是(Y)”按钮，继续从开始处搜索，直到回到光标刚开始的位置；若要全文替换，可以单击“全部替换”按钮。若查找的文本不存在，将弹出含有提示文字“Word 已完成对文档的搜索，未找到搜索项”的提示信息框。

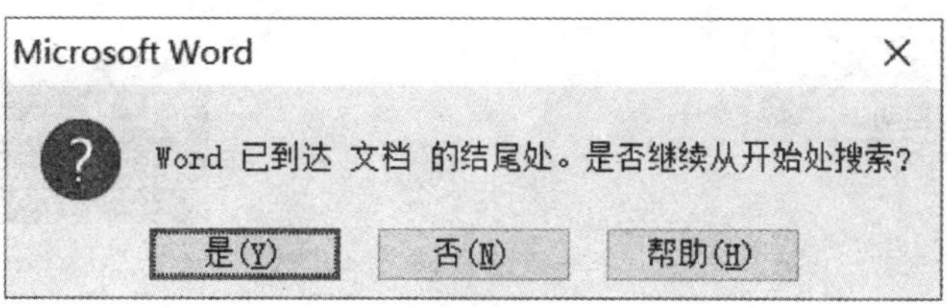

图 3－16　搜索结束提示信息

7. 边框和底纹设置

操作步骤

(1) 选中正文第 6 段，在“段落”组件中选择“下框线”下拉列表中的“边框和底纹”命令，弹出“边框和底纹”对话框，如图 3－17 所示。

(2) 切换到“边框”选项卡，在“设置”选项组中选择要应用的边框类型“阴影”；然后在“样式”列表框中选择边框线的样式“单实线”；在“宽度”下拉列表框中选择边框线的粗细“1

磅”;最后在“应用于”下拉列表框中选择应用边框的范围“段落”,并单击“确定”按钮,如图 3-17 所示。

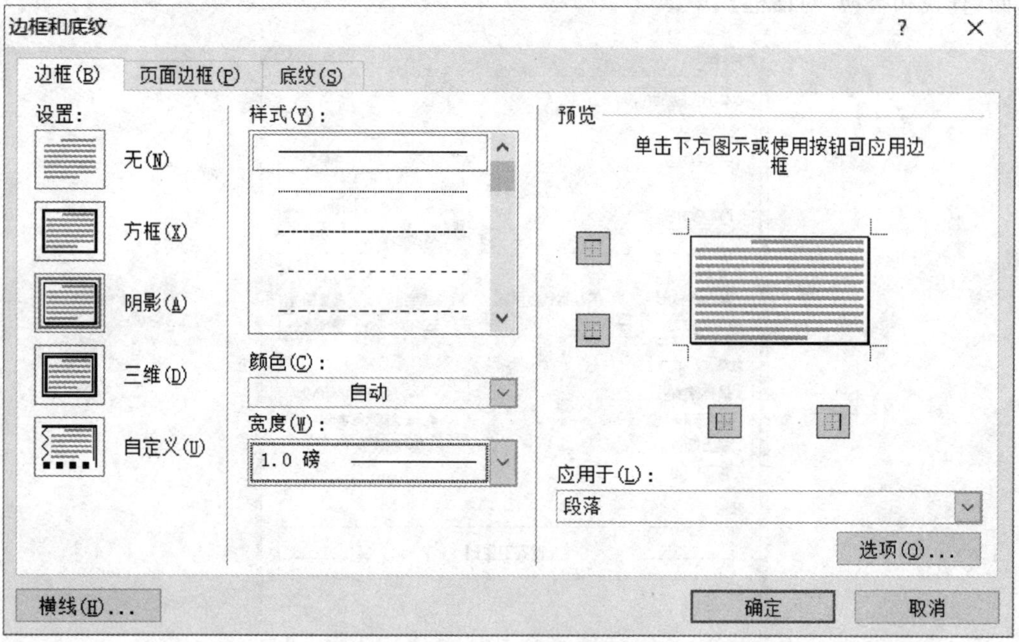

图 3-17 “边框和底纹”对话框

(3) 切换到“底纹”选项卡,在“填充”下拉列表中设置底纹的填充颜色为“橙色”,在“样式”下拉列表中选择“15%”,如图 3-18 所示。

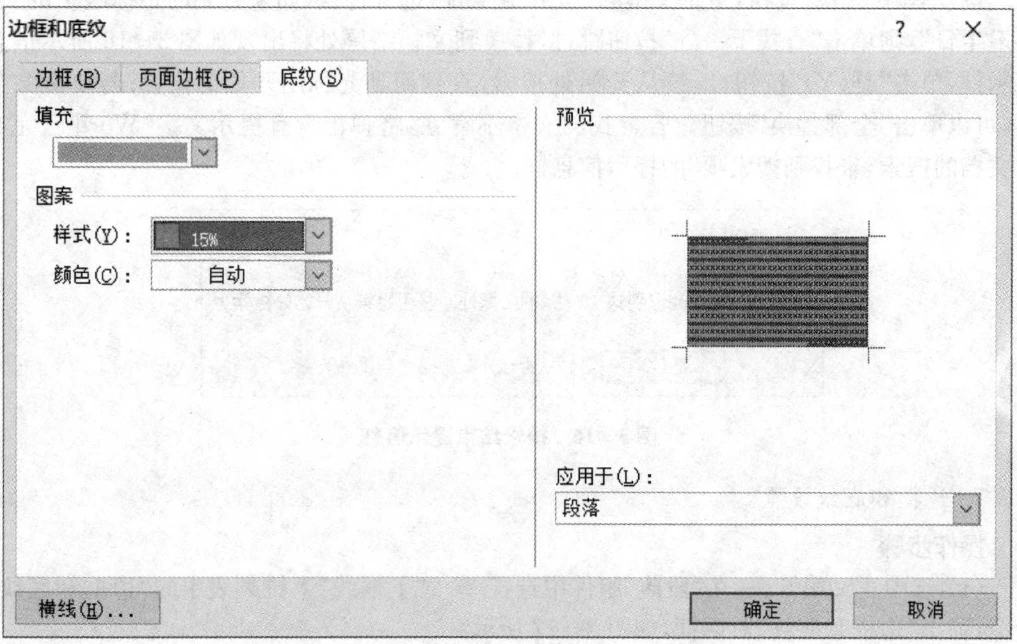

图 3-18 设置底纹

(4) 单击“确定”按钮。

8. 设置艺术字

操作步骤

(1) 选中标题,单击“插入”选项卡“文本”组件中的“艺术字”按钮 A。在弹出的“艺术字”下拉列表框中,选择第三行第二列的“填充”样式。

(2) 单击艺术字边框,选中艺术字,在“绘图工具格式”选项卡下,可以对艺术字格式进行设置。单击“形状样式”组中的形状效果,选中“阴影”下“外部”中“右上斜偏移”样式,如图 3-19 所示。将艺术字至于标题位置。

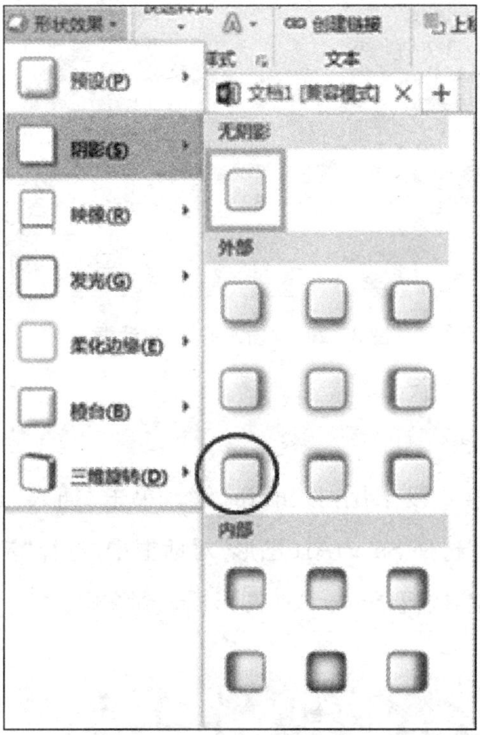

图 3-19　设置阴影效果

9. 插入图片

操作步骤

(1) 将光标定位到第 10 段中,单击“插入”选项卡“插图”组件中的“图片”按钮,弹出“插入图片”对话框,如图 3-20 所示,选择素材所在的文件夹,单击“wlogo”图片,单击“插入”按钮,图片即插入文中。

(2) 图片默认为“嵌入文本行中”,单击选中图片,单击“图片工具格式”选项卡“排列”组件的“位置”按钮,在弹出的下拉菜单中,选择“中间居中,四周型文字环绕”。用户可以选择不同的位置选项,查看效果。

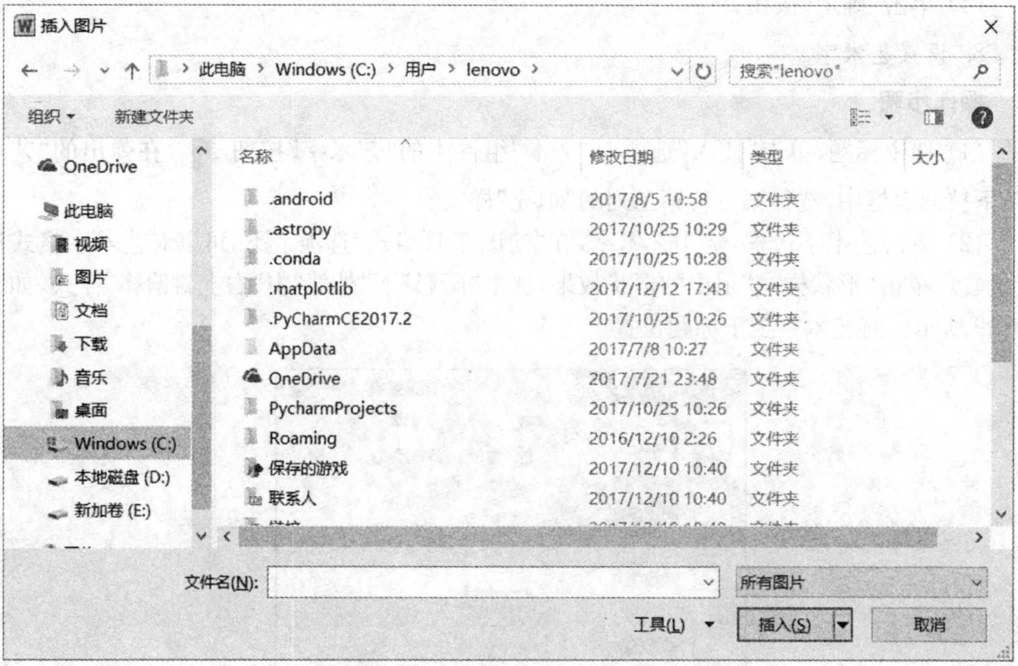

图 3-20 “插入图片”对话框

10. SmartArt 图形制作

操作步骤

(1) 将光标定位到第 8 段末尾，按 Enter 键。单击“插入”选项卡“插图”组件中的“SmartArt”按钮 ，在“选择 SmartArt 图形”对话框中，选择“流程”类中的“交替流”，如图3-21 所示。单击“确定”按钮，SmartArt 图形插入到文中。

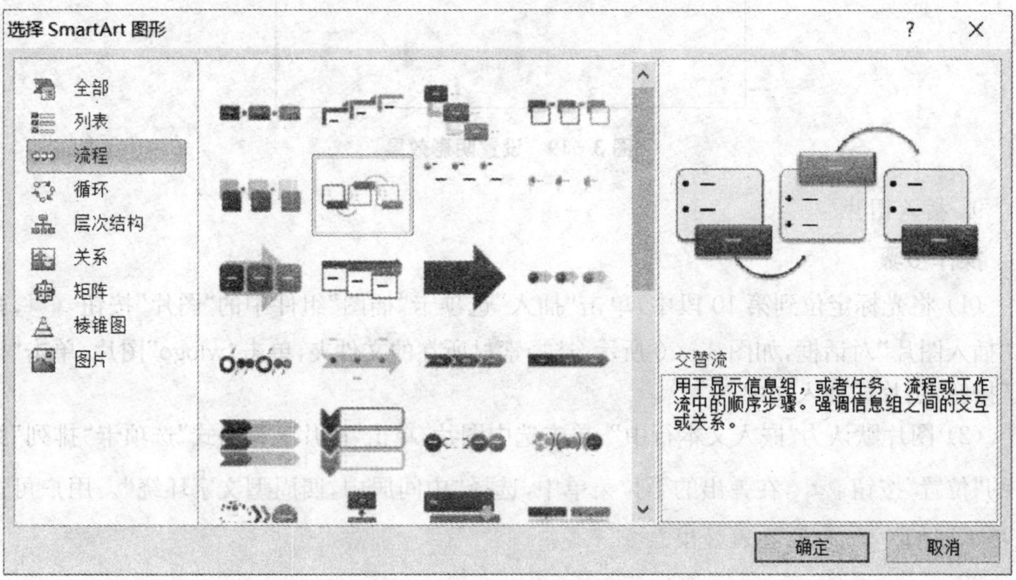

图 3-21 选择 SmartArt 图形

（2）如图 3－22 所示，单击左侧蓝色文本框，输入“2015 年”，单击左侧白色文本框，输入“食品安全”，按 Delete 键删除第二行的项目符号。同样的方法输入“2016 年”“应对糖尿病”“2017 年”“关注抑郁症”。

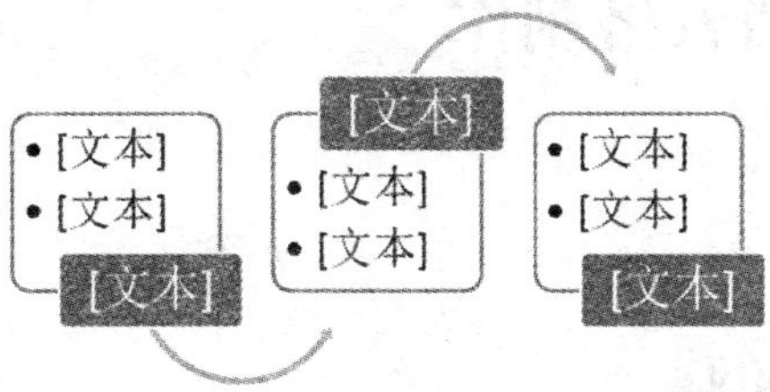

图 3－22　输入文本

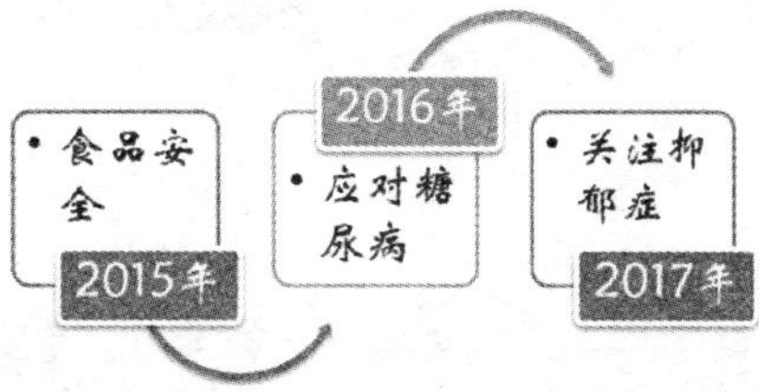

图 3－23　SmartArt 图形效果

（3）单击 SmartArt 图片框，拉开“SmartArt 工具设计”选项卡的“SmartArt 样式”组件，选择“白色轮廓”，单击“更改颜色”组件，选择“彩色-强调文字颜色”，按住 Ctrl 键，依次单击各文本框，设置字体格式“华文新魏，24”，效果如图 3－23 所示。

（4）单击选中 SmartArt 图形，拖拽至第 8 段后。

11. 保存文件

操作步骤

单击“文件”选项卡，选择“另存为”，弹出如图 3－24 所示的对话框。选择 D 盘下个人文件夹，修改文件名为“实验 3－1 聚焦世界卫生日”，单击“保存”按钮。

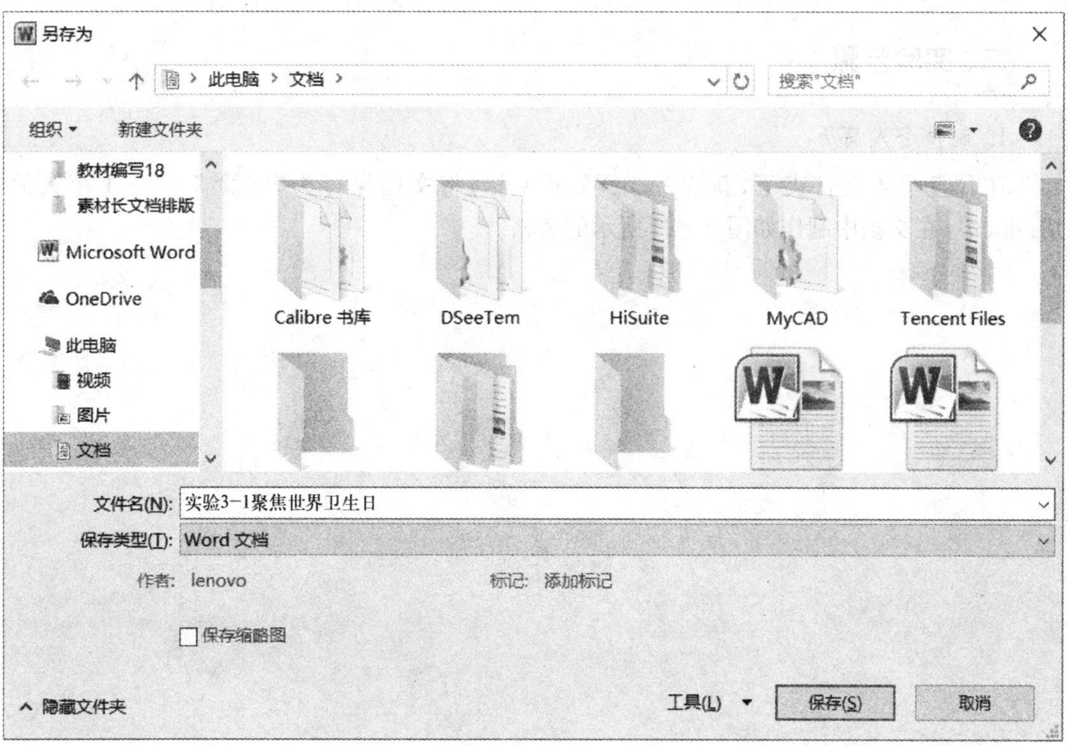

图 3－24　“另存为”对话框

任务二 文档表格制作

实验目的

1. 掌握 Word 表格的制作方法；
2. 掌握表格格式化方法；
3. 熟悉 Word 表格的计算设置方法。

一、实验内容

1. 制作个人简历。
2. 三线表制作和计算。

二、实验步骤

1. 制作个人简历

在 D 盘个人文件夹下，新建一个 Word 文档，将文档保存为“实验 3 - 2 - 1 个人简历. docx”，在文档中制作如图 3 - 25 所示的表格。

个人简历

<table>
<tr><td>姓　　名</td><td></td><td>性　　别</td><td></td><td rowspan="4">照
片</td></tr>
<tr><td>民　　族</td><td></td><td>籍　　贯</td><td></td></tr>
<tr><td>健康状况</td><td></td><td>专　　业</td><td></td></tr>
<tr><td>毕业院校</td><td colspan="3"></td></tr>
<tr><td rowspan="4">教育背景</td><td>起止时间</td><td>所获学位</td><td colspan="2">毕业院校及专业</td></tr>
<tr><td></td><td></td><td colspan="2"></td></tr>
<tr><td></td><td></td><td colspan="2"></td></tr>
<tr><td></td><td></td><td colspan="2"></td></tr>
<tr><td colspan="5">特长及爱好</td></tr>
<tr><td colspan="5">求职意向</td></tr>
</table>

图 3-25　表格样例

操作步骤

(1) 插入表格。

单击“插入”选项卡“表格”工具按钮，弹出如图 3-26 所示的下拉菜单，选择“插入表格”命令，在弹出的“插入表格”对话框中（如图 3-27 所示），设置成 13 行，5 列，“固定列宽”中选择“自动”，单击“确定”按钮，则在插入点位置生成指定行列数的规则表格。

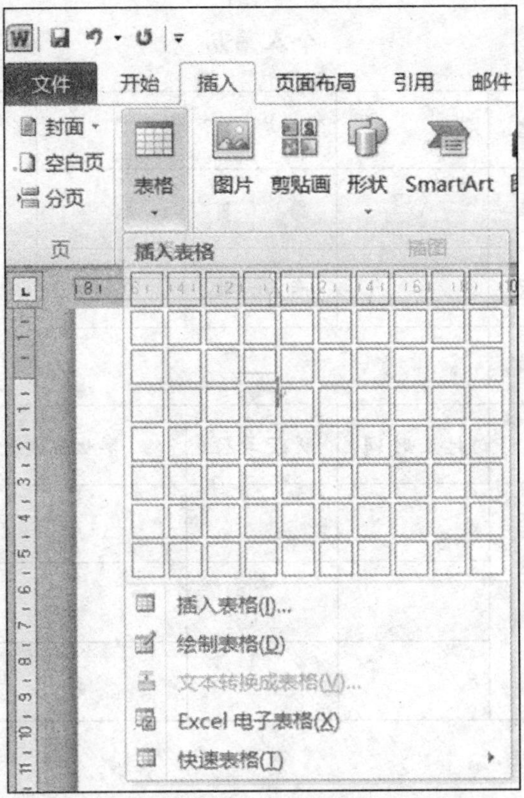

图 3－26 插入表格命令

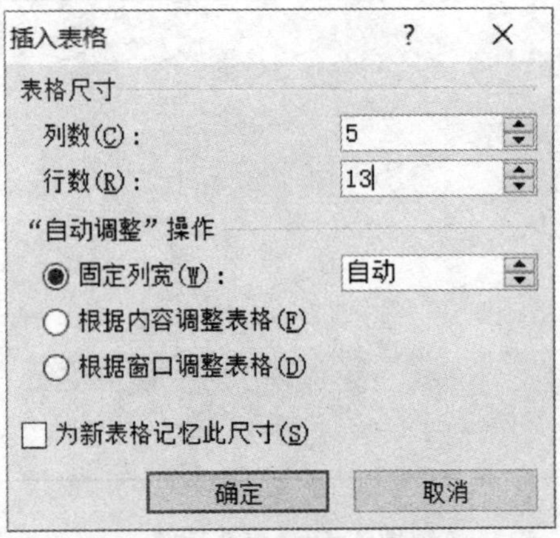

图 3－27 "插入表格"对话框

(2) 合并单元格。

① 选中第一行单元格，单击"布局"选项卡下"合并"选项组的"合并单元格"按钮，将第一行合并成一个单元格。

② 选择第 2 行到第 5 行的最后一列单元格，单击"布局"选项卡下"合并"选项组的"合并单元格"，将其合并成一个单元格。

③ 选择第 5 行的第 2、3、4 单元格，合并成一个单元格。

④ 使用同样的方法，分别合并单元格，如图 3－28 所示。

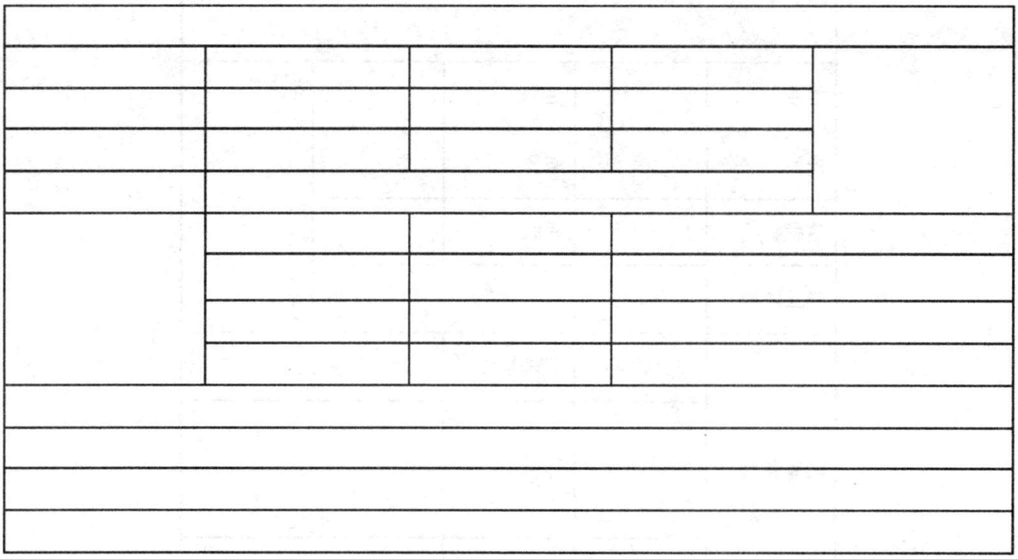

图 3－28　合并单元格

(3) 输入文字。

参照样张输入文字。在单元格内录完文字后，通过 Tab 或光标键移动光标至下一单元格。

(4) 调整表格高度和宽度。

单击“表格工具布局”选项卡下“表”组件中的“属性”工具按钮，在弹出的“表格属性”对话框中(如图 3－29 所示)，指定行高 1.5 厘米。将鼠标移动到最后一条边框线上，拖动鼠标至页面底端，表格充满整个页面，如图 3－30 所示。

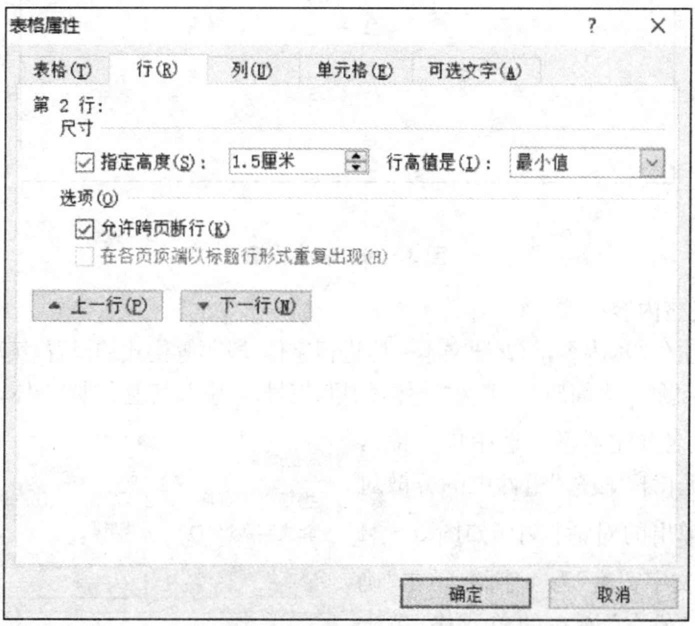

图 3－29　表格属性设置

个人简历				
姓名		性别		照片
民族		籍贯		
健康状况		专业		
毕业院校				
教育背景	起止时间	所获学位	毕业院校及专业	
特长及爱好				
求职意向				

图 3－30 表格样图

(5) 调整表格内容格式。

① 选中表格的文本内容,与普通文本一样进行字体、段落等格式的设置,实现表格的格式化。在本例中,将表标题“个人简历”设置为“楷体,加粗,三号,居中”,其他文本“楷体,加粗,四号”。

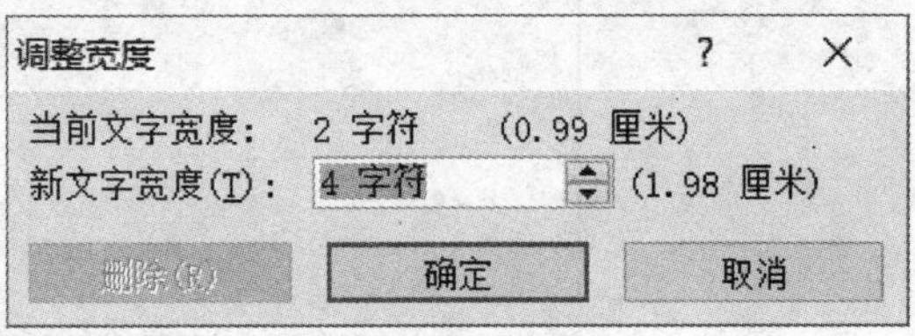

图 3－31 调整文字宽度

② 选中“姓名”(注意不是选中单元格),单击“开始”选项卡下“段落”组件中的分散对齐按钮,在弹出的对话框中(如图 3－31 所示),调整“新文字宽度”为 4 字符,单击“确定”按钮。选中“姓名”所在的单元格,单击“表格工具布局”选项卡下“对齐方式”中的

“水平居中”按钮(如图 3 - 32 所示)。相同方法设置其他文字和单元格,效果如图 3 - 33 所示。

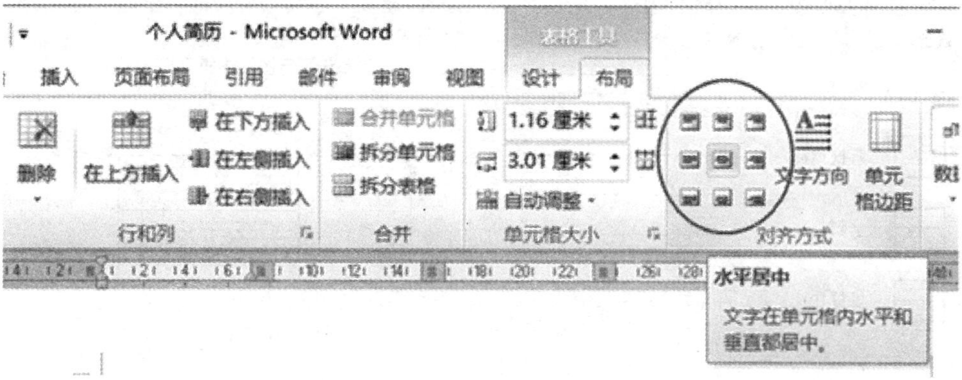

图 3 - 32　对齐方式设置

<table>
<tr><td colspan="5">个人简历</td></tr>
<tr><td>姓　名</td><td></td><td>性　别</td><td></td><td rowspan="4">照
片</td></tr>
<tr><td>民　族</td><td></td><td>籍　贯</td><td></td></tr>
<tr><td>健康状况</td><td></td><td>专　业</td><td></td></tr>
<tr><td>毕业院校</td><td colspan="3"></td></tr>
<tr><td rowspan="4">教育背景</td><td>起止时间</td><td>所获学位</td><td colspan="2">毕业院校及专业</td></tr>
<tr><td></td><td></td><td colspan="2"></td></tr>
<tr><td></td><td></td><td colspan="2"></td></tr>
<tr><td></td><td></td><td colspan="2"></td></tr>
<tr><td colspan="5">特长及爱好</td></tr>
<tr><td colspan="5">求职意向</td></tr>
</table>

图 3 - 33　效果图

(6) 设置边框。

右击“个人简历”单元格,在弹出的快捷菜单中选择“边框和底纹”命令,在弹出的“边框和底纹”对话框中,如图 3 - 34 所示,取消“个人简历”单元格的上、左、右边框线。

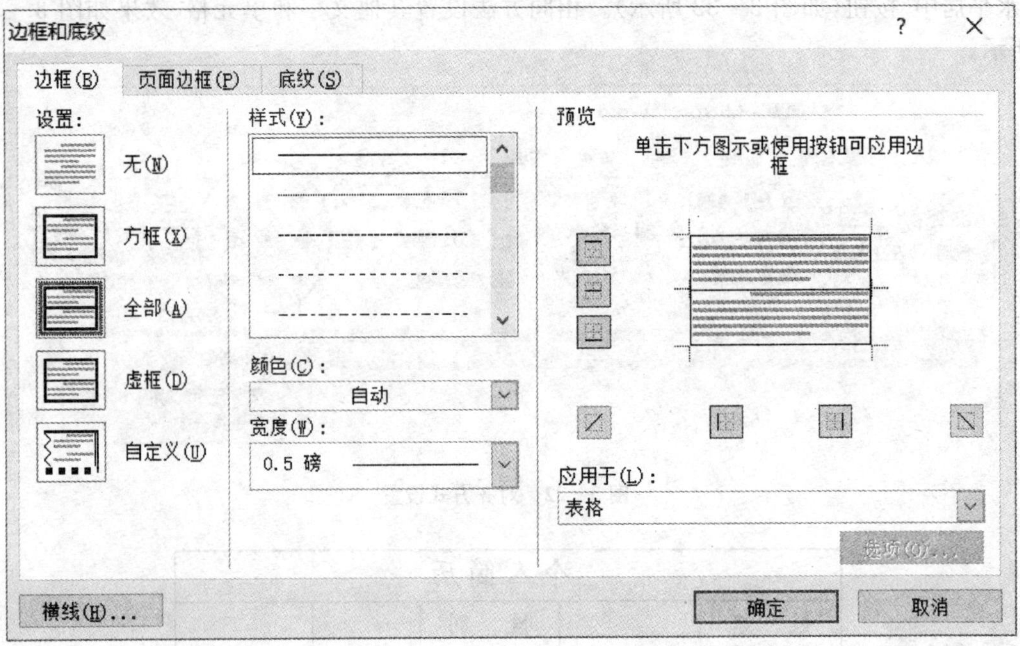

图 3 - 34 “边框和底纹”对话框

2. 三线表制作和计算

在科技论文的撰写过程中，表格是实验数据表述的主要形式之一，三线表以其形式简洁、功能分明、阅读方便而在科技论文中被推荐使用。三线表通常只有三条线，即顶线、底线和栏目线。其中顶线和底线为粗线，栏目线为细线。

如图 3 - 35 所示，新建 Word 文档制作三线表，并利用公式计算，保存为“实验 3 - 2 - 2 三线表. docx”。

表 1 治疗周围性面神经麻痹的三种不同疗法统计

疗法	有效	无效	合计
物理疗法	199	7	206
药物疗法	164	15	
外用膏药	113	28	
合计			

图 3 - 35 三线表样图

操作步骤

(1) 制表过程省略。

(2) 表格的计算。

① 将插入点定位于放置结果的单元格 D2 内，单击“表格工具布局”选项卡“数据”组件中的“公式”工具按钮，打开“公式”对话框，如图 3 - 36 所示。

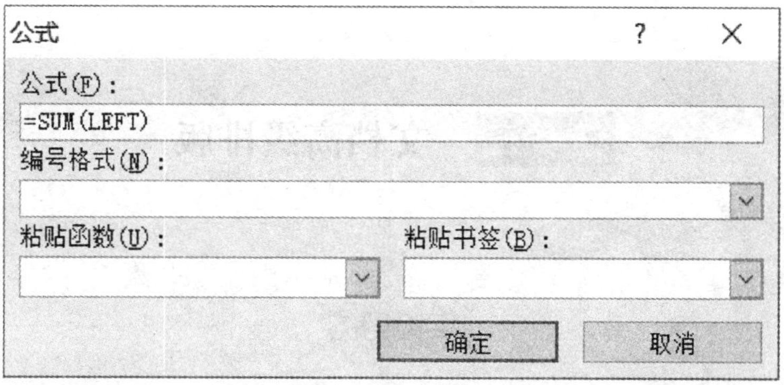

图 3 - 36　公式编辑器

② 如果加入公式的单元格左侧有数据，则在对话框的公式编辑框中会出现公式“＝SUM(LEFT)”，表示计算当前单元格左侧的数据之和。也可以手动输入公式“＝B2＋C2”，单击“确定”按钮，要注意的是在编辑公式时所用到的各种符号均应在英文状态下输入。

③ 将光标定位到 B5 单元格，打开公式对话框，在公式编辑栏中输入“＝SUM(ABOVE)”或者“＝B2＋B3＋B4”，表示计算当前单元格上方所有单元格数据之和。

④ 同样的方法计算其余单元格。

(3) 单击“文件”选项卡“另存”命令，保存文件至 D 盘个人文件夹，文件名为“实验 3 - 2 - 2 三线表.docx”。

任务三 文档高级排版

实验目的

1. 掌握页面设置、页眉页脚的设置方法；
2. 掌握样式的创建与应用方法；
3. 掌握自动目录生成的方法。

一、实验内容

打开素材文件夹下的 Word 文档“实验素材 3－3 国务院办公厅关于促进和规范健康医疗大数据应用发展的指导意见.docx”。具体要求如下：

1. 将页面设置为：A4 纸，上、下页边距为 2.5 厘米，左、右页边距为 3 厘米，装订线：0，页眉：1.75 厘米，页脚：2 厘米。

2. 将文章标题设置为：小二号黑体，居中，1.5 倍行距。

3. 新建如表 3－1 所示的标题样式，并将文中的一、二、三……标题应用一级标题样式；(一)、(二)……标题使用二级标题样式；1、2……标题使用三级标题样式；其他文字使用一般文字样式。

表 3－1 样式表

名称	字体	字号	间 距	对齐方式
一级标题	黑体	三号	固定行距 20 磅，段前、段后间距 30 磅	居中
二级标题	黑体	四号	固定行距 20 磅，段前、段后间距 20 磅	左对齐
三级标题	黑体	小四	固定行距 20 磅，段前、段后间距 18 磅	左对齐
一般文字	宋体	小四	单倍行距，首行缩进	左对齐

4. 文档首部插入三级目录。层级标题序号一律左对齐，页码右对齐，中间用小黑点连接。

5. 添加页眉页脚，奇数页页眉为“健康医疗大数据”，偶数页为“规范应用指导意见”，页脚为页码，均为宋体五号，居中显示。

6. 以文件名“实验 3－3 高级排版”，文件类型：Word 文档（＊.docx），存放于 D 盘个人文件夹下。

二、实验步骤

1. 页面设置

操作步骤

切换至“页面布局”选项卡，单击“页面设置”选项组右下角的按钮 ，弹出“页面设置”对话框，如图 3 - 37 所示；在“页边距”中设置上、下页边距为 2.5 厘米，左、右页边距为 3 厘米；在“版式”选项卡中，设置页眉为 1.75 厘米，页脚为 2 厘米，如图 3 - 38 所示。

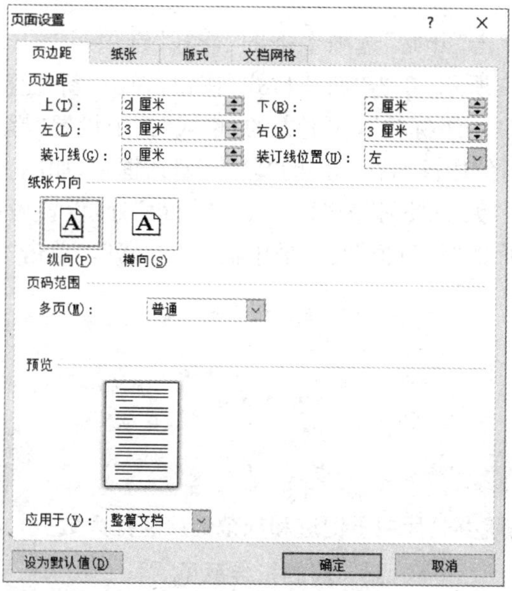

图 3 - 37　“页面设置”对话框

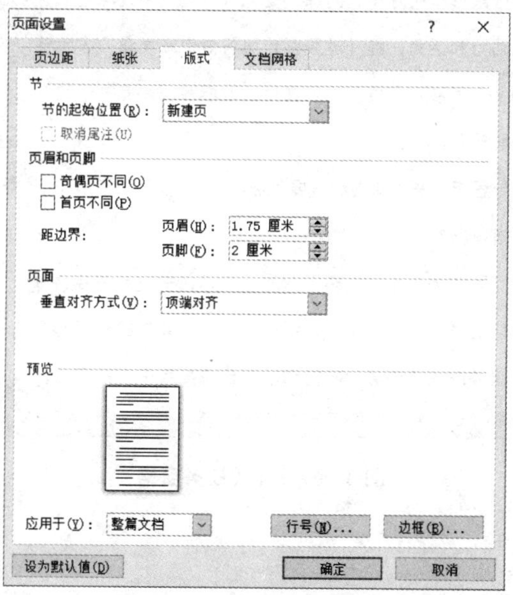

图 3 - 38　设置页眉页脚

2. 设置字体和段落

操作步骤

将光标定位到文档左边距空白处，单击标题行，选中标题行，拉开"开始"选项卡中的"字体"选项组的字体，选择"黑体"，字号为"小二"号；单击"段落"选项卡中的"居中"按钮 ，点击"行和段落间距"按钮 ，选择"1.5"。

3. 样式的创建和应用

操作步骤

(1) 样式的创建。单击"开始"选项卡下的"样式"选项组右下角的按钮 ，弹出"样式"任务窗格，如图 3－39 所示；单击"新建样式"按钮，弹出"新建样式"对话框，如图 3－40 所示；在"名称"框中输入"一级标题"，在下方的"格式"框中设置"黑体"，"三号"。单击左下方的"格式(O)"按钮，选择"段落"，在弹出的"段落"对话框中，如图 3－41 所示，在"常规"处设置"对齐方式"为居中，"大纲级别"为"1 级"；在"间距"处，设置段前、段后均为 30 磅，"行距"选择"固定值"，在后面的"设置值"文本框中输入"20 磅"。单击"确定"按钮。

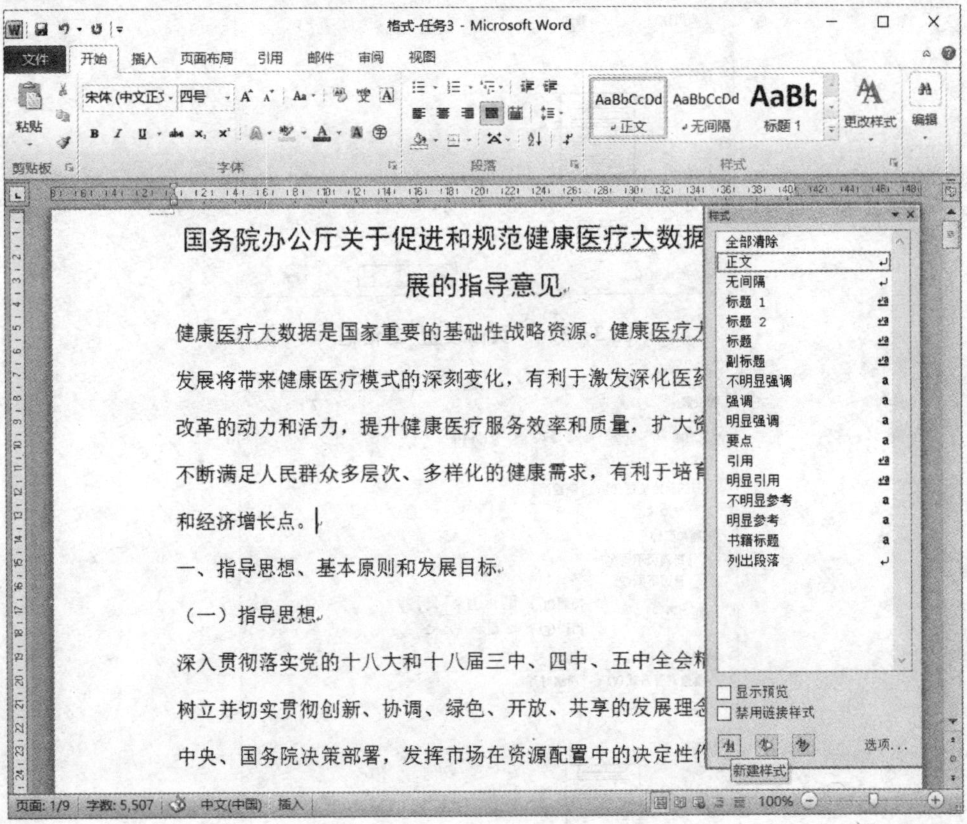

图 3－39 样式任务窗格

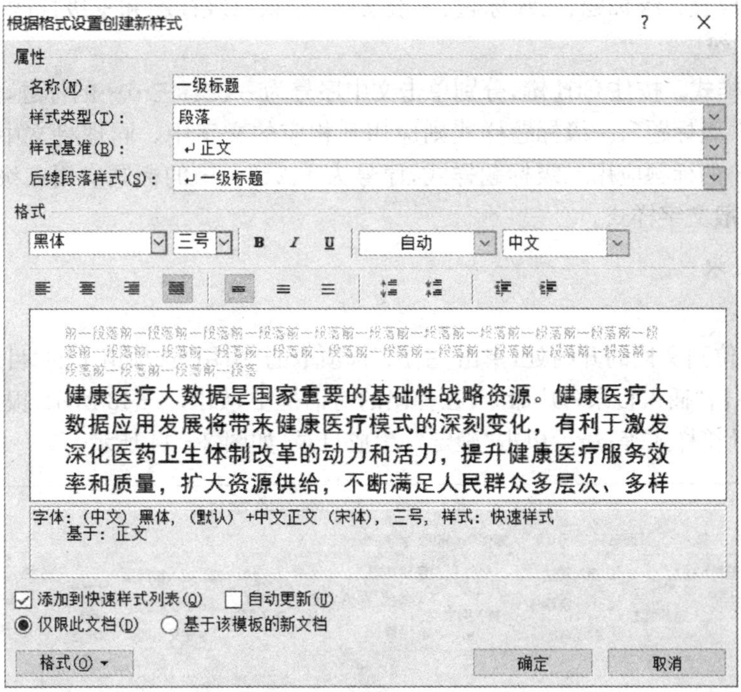

图 3-40　创建新样式

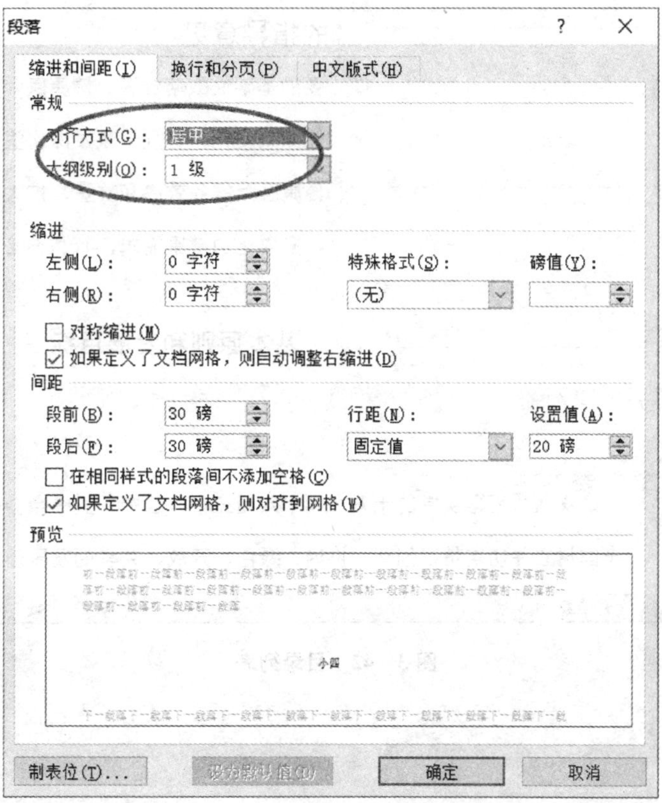

图 3-41　编辑新样式的段落格式

(2) 同理设置二级标题、三级标题、一般文字，注意二级标题和三级标题在设置时大纲级别为 2 级、3 级。

(3) 应用样式。按住 Ctrl 键，分别单击文中序号为一、二、三……的标题，选中后单击样式窗格中的“一级标题”，一级标题样式则应用到相应的文字中。同理将文中序号为(一)、(二)、(三)……的标题应用二级标题样式，序号为 1、2、3……的标题应用三级标题样式，其他文字应用一般文字样式。

4. 生成目录

操作步骤

将光标定位到文档的开始处，单击“引用”选项卡的“引用”选项组中的“目录”命令，如图 3-42 所示；单击“插入目录(I)”命令，在弹出的对话框中，如图 3-43 所示，根据需要修改目录的级别、前导符样式等；最后单击“确定”，生成目录，如图 3-44 所示。

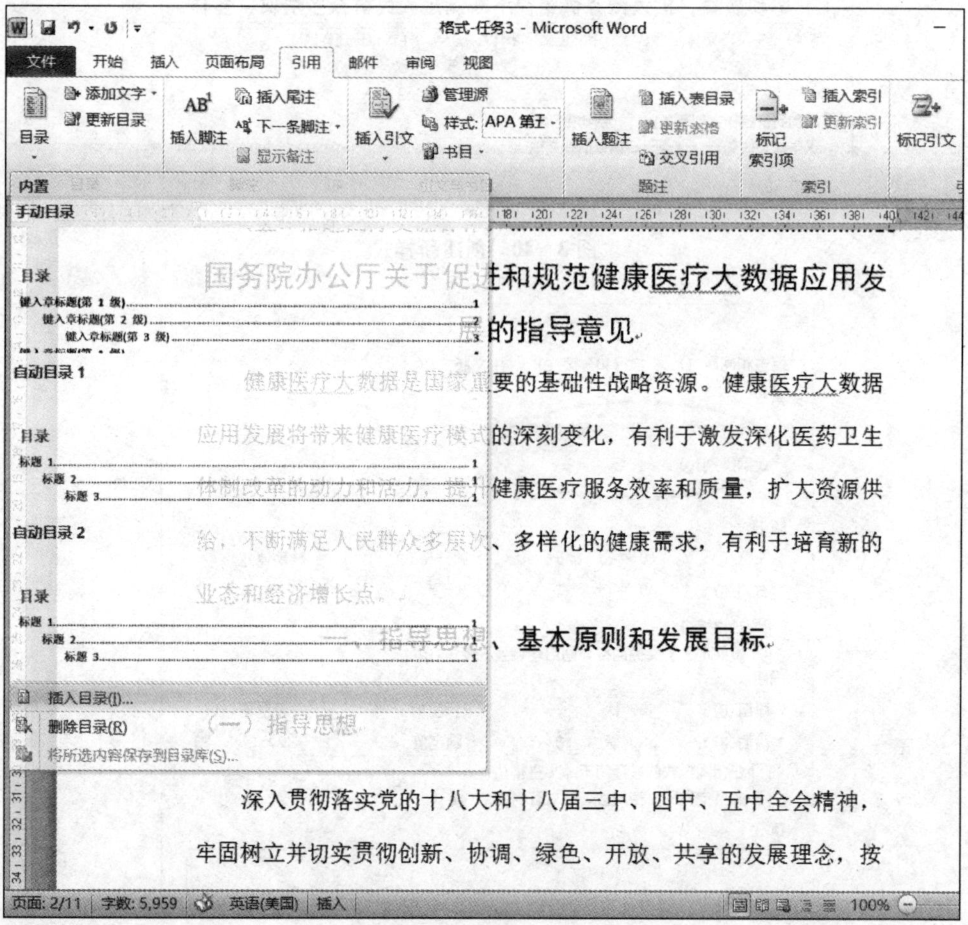

图 3-42 目录列表

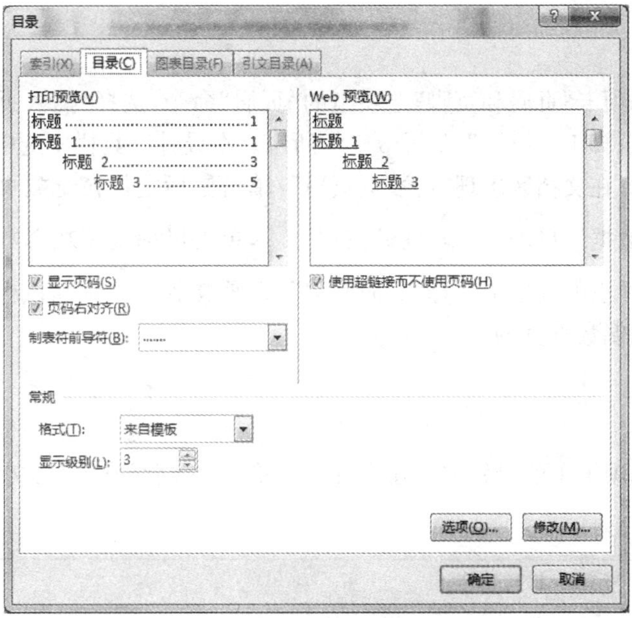

图 3－43　目录设置对话框

一、指导思想、基本原则和发展目标......2
（一）指导思想......2
（二）基本原则......2
（三）发展目标......2
二、重点任务和重大工程......3
（一）夯实健康医疗大数据应用基础......3
1.加快建设统一权威、互联互通的人口健康信息平台。......3
2.推动健康医疗大数据资源共享开放。......3
（二）全面深化健康医疗大数据应用......3
3.推进健康医疗行业治理大数据应用。......3
4.推进健康医疗临床和科研大数据应用。......4
5.推进公共卫生大数据应用。......4
6.培育健康医疗大数据应用新业态。......4
7.研制推广数字化健康医疗智能设备。......4
（三）规范和推动“互联网+健康医疗”服务......5
8.发展智慧健康医疗便民惠民服务。......5
9.全面建立远程医疗应用体系。......5
10.推动健康医疗教育培训应用。......5
（四）加强健康医疗大数据保障体系建设......5
11.加强法规和标准体系建设。......5
12.推进网络可信体系建设。......6
13.加强健康医疗数据安全保障。......6
14.加强健康医疗信息化复合型人才队伍建设。......6
三、加强组织实施......6
（一）强化统筹规划......6
（二）抓住重点着力突破......7
（三）加大政策扶持力度......7
（四）加强政策宣传普及......7
（五）推进国际交流合作......7

图 3－44　生成目录

5. 页眉页脚的设置

操作步骤

单击“插入”选项卡“页眉和页脚”选项组的“页眉”命令，选择“插入页眉”命令，这时，功能区出现“页眉和页脚工具设计”，如图 3－45 所示。在设计工具栏中选中“选项”区的“奇偶页不同”选项，此时，在文档区出现“奇数页页眉”；单击鼠标定位在奇数页页眉编辑区，输入文字“健康医疗大数据”，单击“转至页脚”按钮 ，单击鼠标定位在奇数页页脚编辑区，单击插入“页码”，在弹出的选项中选择“页面底端”“普通数字 2”。拖动鼠标向下，同样的方法设置偶数页页眉和偶数页页脚。

6. 保存文件

操作步骤

选择“文件”选项卡下的“另存为”命令，以“实验 3－3 高级排版”为文件名将文档保存到 D:\个人文件夹中。

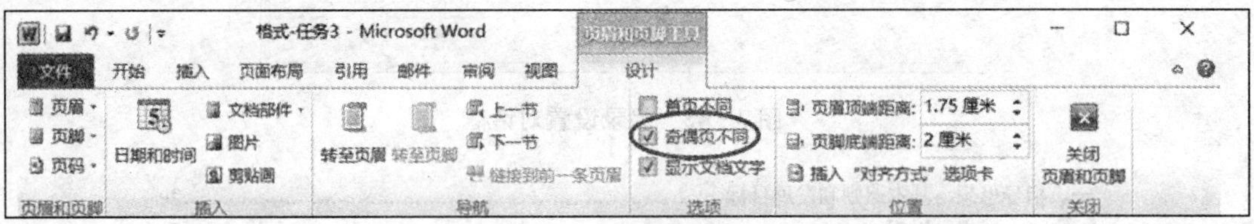

图 3－45 页眉和页脚工具栏

任务四 综合练习

实验目的

1. 掌握长文档的排版技术；
2. 综合运用Word提供的各项功能。

一、练习一

1. 目标：新建Word文档，生成如图3-46所示的论文封面。

2. 具体要求：

(1) 页面设置为：A4纸，上边距为2厘米、下边距为2.8厘米，左、右页边距为2厘米，无装订线。页眉：0厘米，页脚：2.1厘米。

(2) 在图片所示位置插入"徐州医科大学logo"图片，并将图片大小设置为2厘米×8.5厘米，透明色。

(3) 输入"学位论文"，楷体，小初，字符宽度为8字符，居中显示。

(4) 插入表格，大小为14厘米×5.33厘米，居中显示，加双曲线边框，输入文字"照射预处理及骨髓移植损伤肝脏的实验研究"。

(5) 利用表格功能制作信息栏。提示：利用2×5表格，字体设置为楷体，三号。左列宽度为3.5厘米，文字靠下端分散对齐。右列宽度为8.7厘米，添加1.5厘米黑色下边框线。表格居中显示。

(6) 输入时间"20××年××月"，中文字体为楷体，数字字体为Times New Roman，三号。

(7) 适当插入空行，做到排版美观。

(8) 文档以"实验3-4(1)论文封面"为文件名，保存至D:\ 个人文件夹中。

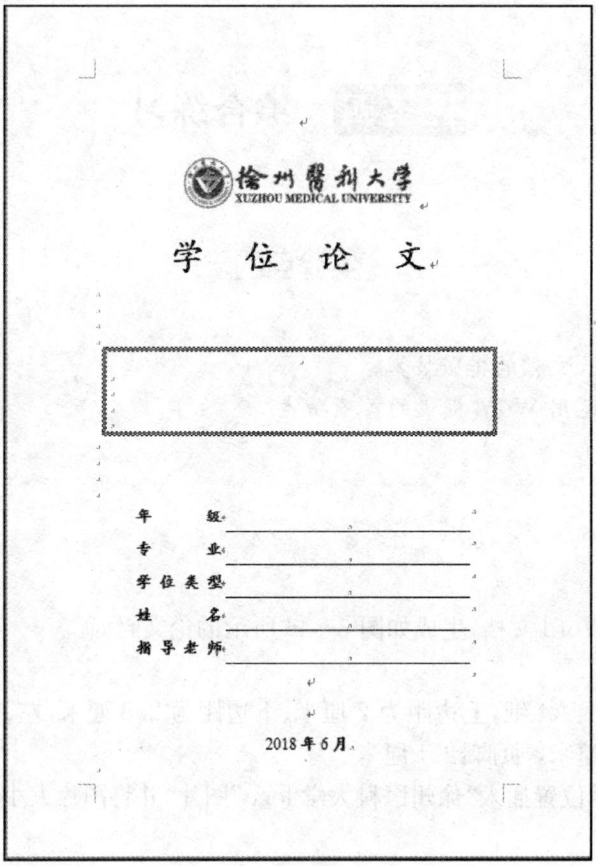
徐州醫科大學
XUZHOU MEDICAL UNIVERSITY

学 位 论 文

年 级
专 业
学位类型
姓 名
指导老师

2018年6月

图 3-46 封面样张

二、练习二

1. 目标：论文排版。

2. 具体要求：

(1) 打开“实验 3-4(1)论文封面”文档，在页面尾部插入下一页分节符，在新页面中首行输入“目录”，在“目录”后，插入下一页分节符。

(2) 光标定位到第 3 页，复制素材文件夹中“练习二照射预处理及骨髓移植损伤肝脏的实验研究”的文字，另存为“实验 3-5 论文”。

(3) 将正文中文字设置为小四号宋体，英文及数字全部为“Times New Roman”字体；正文首行缩进 2 个字符，行距设置为固定值 26。

(4) 正文部分添加页眉“徐州医科大学学位论文”，页脚底端中间插入页码，页码从“1”开始。注意：封面、目录、参考文献均不显示页眉和页码。

(5) 将“材料和方法”部分的 1.1 和 1.2 中的表格设置成三线表，线型宽度为 1.5，黑色。文字宋体五号，中部居中显示。并为其添加题注分别为“表 1　主要试剂列表”“表 2　主要仪器列表”。

(6) 将光标定位到文档末尾，插入“下一页分节符”，输入“参考文献”，并复制素材文件夹中的“参考文献”文档中文字。

(7) 参照图 3－47 中目录条目，为文档各标题应用如下样式：

名称	字体	格式	对齐方式
一级标题	黑体	小三、加粗	居中
二级标题	黑体	四号、加粗	左对齐
三级标题	黑体	小四、加粗	左对齐
四级标题	黑体	小四	左对齐

(8) 在“目录”页根据标题样式生成三级目录。其中“目录”两字：小二号宋体，加粗，行距为 6 倍行距，字符间距 10 磅，如图 3－47 所示。

目　录

图 3－47　目录样张

(9) 将修改后的文档另存为“3－4(2)长文档排版”，保存至 D:\个人文件夹。

实验4 Excel 2010 电子表格

【微信扫码】
相关资源

任务一 工作表基本操作

实验目的

1. 掌握工作簿的打开、保存方法；
2. 掌握工作表的内容输入方法；
3. 掌握工作表的格式设置方法。

一、实验内容

1. 打开工作簿。
2. 使用自动填充功能为工作表添加列。
3. 为工作表添加表标题。
4. 设置工作表格式。
5. 工作表的保存。

二、实验步骤

1. 打开“survival. xlsx”工作簿

操作步骤

(1) 双击桌面上 图标或者通过桌面左下角的“开始”“Office 2010”“Excel 2010”，打开 Excel 2010。单击“文件”下拉菜单的“打开”按钮，如图 4－1 所示。

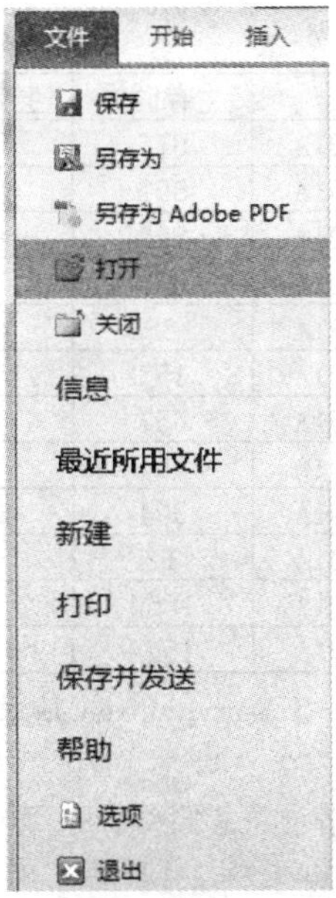

图 4 - 1　Excel 2010 的“文件”下拉菜单

(2) 在弹出的“打开”对话框中找到实验素材任务一中“survival. xlsx”文件，直接单击右下角的“打开”按钮，如图 4 - 2 所示。

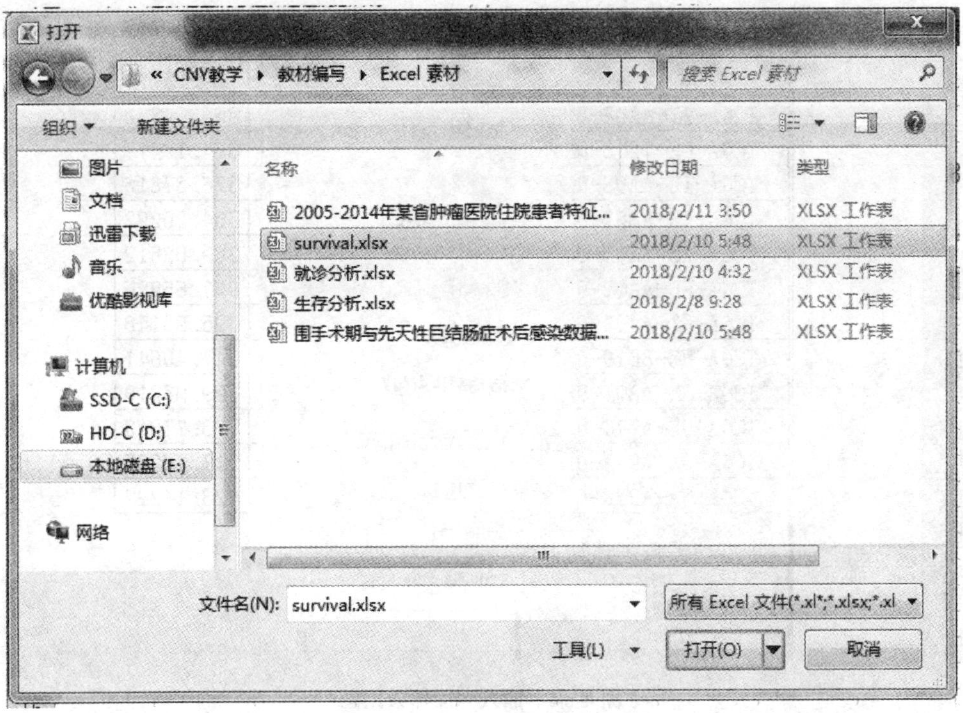

图 4 - 2　工作簿的“打开”对话框

(3) “survival. xlsx”打开后如图 4 - 3 所示。

样本名称	生存时间	生存状态	基因表达
TCGA-2J-AABE-01A	676	0	359.24833
TCGA-F2-7273-01A	592	1	354.19477
TCGA-IB-AAUS-01A	225	0	376.37816
TCGA-YH-A8SY-01A	388	0	564.25292
TCGA-2L-AAQM-01A	1383	0	250.02512
TCGA-FB-AAQ2-01A	153	1	947.65925
TCGA-HZ-A4BK-01A	657	0	395.93148
TCGA-HZ-8519-01A	454	0	647.40641
TCGA-2L-AAQJ-01A	394	1	199.98219
TCGA-US-A77G-01A	12	1	573.77018
TCGA-3A-A9IJ-01A	1854	0	217.76235
TCGA-3A-A9IR-01A	1542	0	428.14222

图 4 - 3 survival. xlsx 基本内容

2. 使用自动填充功能在“样本名称”左侧添加一列，字段名为“序号”，B3～B14 单元格内容依次为 1，2……的递增序列，设置 B2～B14 单元格位置居中，字体为宋体，字号为 10

操作步骤

(1) 用鼠标左键单击“样本名称”列后，单击鼠标右键在弹出的对话框中单击“插入”按钮，如图 4 - 4 所示。

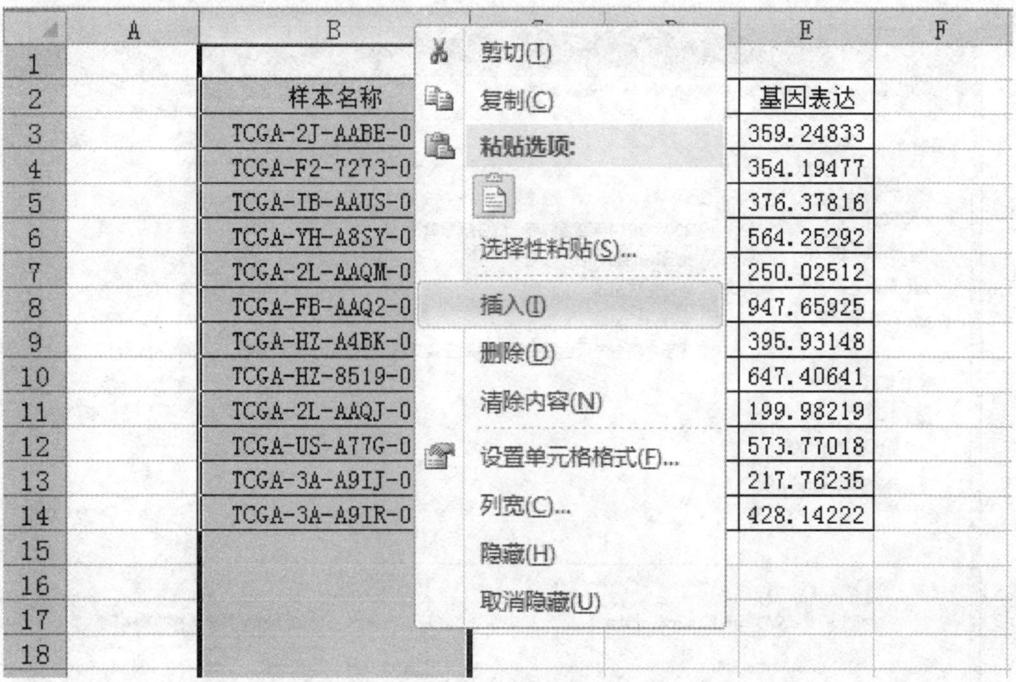

图 4 - 4 插入列操作效果图

(2) 在 B2 单元格中输入字段“序号”，在 B3～B4 单元格分别输入“1”和“2”后，将鼠标移动到 B4 单元格的右下方，待鼠标形状变为实心十字后按住鼠标左键拖动至 B14 单元格，完成自动填充。选中 B2～B14 单元格后，利用格式工具栏设置字体为宋体，字号为 10 号，结果如图 4－5 所示。

序号	样本名称	生存时间	生存状态	基因表达
1	TCGA-2J-AABE-01A	676	0	359.24833
2	TCGA-F2-7273-01A	592	1	354.19477
3	TCGA-IB-AAUS-01A	225	0	376.37816
4	TCGA-YH-A8SY-01A	388	0	564.25292
5	TCGA-2L-AAQM-01A	1383	0	250.02512
6	TCGA-FB-AAQ2-01A	153	1	947.65925
7	TCGA-HZ-A4BK-01A	657	0	395.93148
8	TCGA-HZ-8519-01A	454	0	647.40641
9	TCGA-2L-AAQJ-01A	394	1	199.98219
10	TCGA-US-A77G-01A	12	1	573.77018
11	TCGA-3A-A9IJ-01A	1854	0	217.76235
12	TCGA-3A-A9IR-01A	1542	0	428.14222

图 4－5　自动填充操作效果图

3. 为工作表添加标题栏，输入标题“患者生存分析(TCGA)”，设置其在 B～F 列合并居中

操作步骤

在 D1 单元格中输入标题“患者生存分析(TCGA)”，单击鼠标左键选中 B1～F1 的所有单元格后，单击功能区“对齐方式”中的 合并后居中 ▾，结果如图 4－6 所示。

患者生存分析（TCGA）				
序号	样本名称	生存时间	生存状态	基因表达
1	TCGA-2J-AABE-01A	676	0	359.24833
2	TCGA-F2-7273-01A	592	1	354.19477
3	TCGA-IB-AAUS-01A	225	0	376.37816
4	TCGA-YH-A8SY-01A	388	0	564.25292
5	TCGA-2L-AAQM-01A	1383	0	250.02512
6	TCGA-FB-AAQ2-01A	153	1	947.65925
7	TCGA-HZ-A4BK-01A	657	0	395.93148
8	TCGA-HZ-8519-01A	454	0	647.40641
9	TCGA-2L-AAQJ-01A	394	1	199.98219
10	TCGA-US-A77G-01A	12	1	573.77018
11	TCGA-3A-A9IJ-01A	1854	0	217.76235
12	TCGA-3A-A9IR-01A	1542	0	428.14222

图 4－6　插入标题并设置跨列居中效果图

4. 设置标题为黑体 12 号，表格中其余字体设置为宋体 10 号，基因表达列数值精度为 4 位小数，给表格添加红色内外边框

操作步骤

(1) 选中标题所在单元格后，单击“字体”功能区设置字体为“黑体”，字号为 12。

(2) 选中 B2 单元格后，按住鼠标左键不动拖动至 F14 单元格后则选中 B2～F14 所在区域，单击“开始”选项卡中“字体”选项组，设置字体为“宋体”，字号为 10。结果

如图 4－7 所示。

患者生存分析（TCGA）

序号	样本名称	生存时间	生存状态	基因表达
1	TCGA-2J-AABE-01A	676	0	359.24833
2	TCGA-F2-7273-01A	592	1	354.19477
3	TCGA-IB-AAUS-01A	225	0	376.37816
4	TCGA-YH-A8SY-01A	388	0	564.25292
5	TCGA-2L-AAQM-01A	1383	0	250.02512
6	TCGA-FB-AAQ2-01A	153	1	947.65925
7	TCGA-HZ-A4BK-01A	657	0	395.93148
8	TCGA-HZ-8519-01A	454	0	647.40641
9	TCGA-2L-AAQJ-01A	394	1	199.98219
10	TCGA-US-A77G-01A	12	1	573.77018
11	TCGA-3A-A9IJ-01A	1854	0	217.76235
12	TCGA-3A-A9IR-01A	1542	0	428.14222

图 4－7　字体设置效果图

(3) 单击鼠标左键选择“基因表达”列 F3～F14 后，单击鼠标右键在弹出菜单中选择“设置单元格格式”后弹出如图 4－8 的对话框。

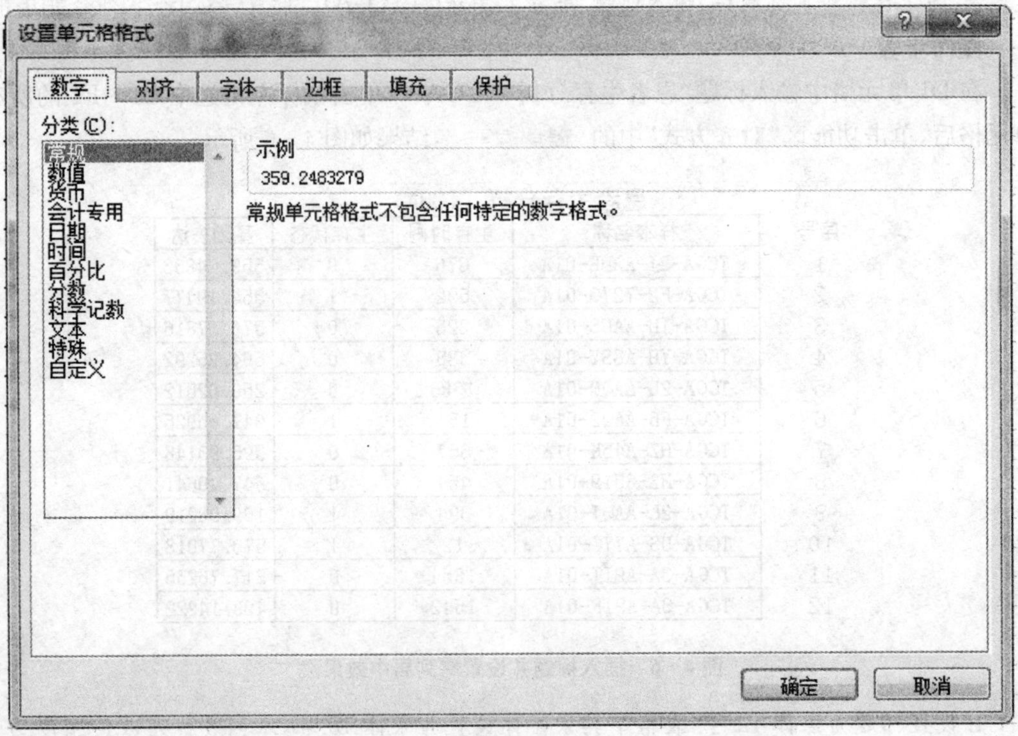

图 4－8　“设置单元格格式”对话框

(4) 在“设置单元格格式”对话框中选择“数字”标签后选择“数值”选项，将右侧小数位数设置为 4，单击右下角的“确定”按钮，如图 4－9 所示。

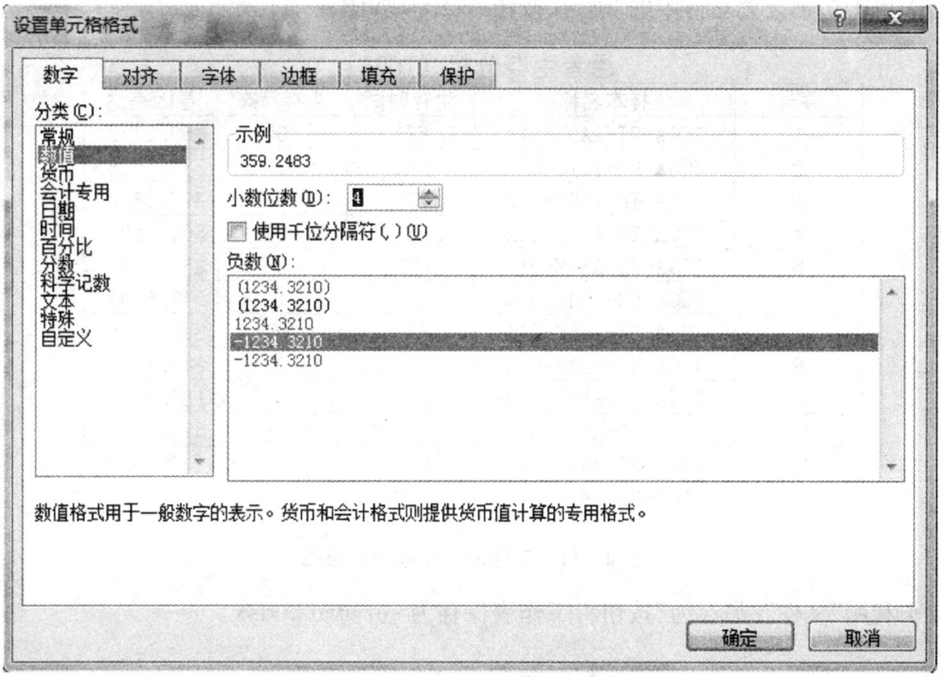

图 4－9　设置数值对话框

(5) 拖住鼠标左键选择 B2～F14 所在区域后，单击鼠标右键在弹出菜单中选择“设置单元格格式”，选择“边框”标签后，选择“样式”中第一列最后一行，“颜色”设置为红色，单击预置中的“外边框”和“内部”，如图 4－10 所示。

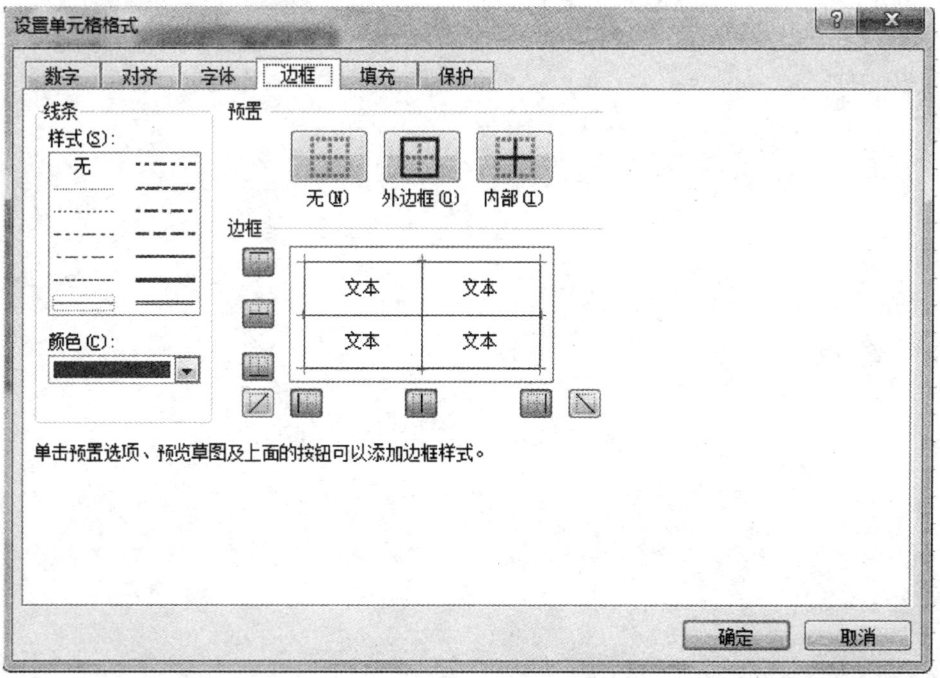

图 4－10　边框设置对话框

(6) 单击边框设置对框中的“确定”按钮后，结果如图 4－11 所示。

患者生存分析（TCGA）				
序号	样本名称	生存时间	生存状态	基因表达
1	TCGA-2J-AABE-01A	676	0	359.2483
2	TCGA-F2-7273-01A	592	1	354.1948
3	TCGA-IB-AAUS-01A	225	0	376.3782
4	TCGA-YH-A8SY-01A	388	0	564.2529
5	TCGA-2L-AAQM-01A	1383	0	250.0251
6	TCGA-FB-AAQ2-01A	153	1	947.6593
7	TCGA-HZ-A4BK-01A	657	0	395.9315
8	TCGA-HZ-8519-01A	454	0	647.4064
9	TCGA-2L-AAQJ-01A	394	1	199.9822
10	TCGA-US-A77G-01A	12	1	573.7702
11	TCGA-3A-A9IJ-01A	1854	0	217.7623
12	TCGA-3A-A9IR-01A	1542	0	428.1422

图 4－11　工作表基本操作效果图

(7) 利用“文件”“另存为”按钮将工作表保存为 survival2. xlsx。

任务二 公式和函数使用

实验目的

1. 掌握 MAX 函数的使用；
2. 掌握 VLOOKUP 函数的使用。

一、实验内容

1. 利用 MAX 函数找到生存时间最长的患者。
2. 利用 VLOOKUP 函数找到指定样本的生存时间。

二、实验步骤

1. 利用 MAX 函数找到生存时间最长的患者

操作步骤

(1) 打开实验素材任务二中的 survival2. xlsx。

(2) 选择 D15 单元格后，通过编辑框点击 *fx* 按钮或者通过公式选项卡中单击“公式”“插入函数”，弹出“插入函数”对话框，如图 4-12 所示。在该对话框中选择 MAX 函数，单击右下角的“确定”按钮。

(3) 弹出的“函数参数”对话框如图 4-13 所示。可见默认函数的取值范围为 D3:D14 之间所有单元格，因此直接单击“确定”按钮即可。在 Excel 函数公式中，冒号叫作引用操作符，可以将单元格区域合并计算。引用运算符有：区域运算符“:”(冒号)和联合运算符“,”(逗号)2 种。区域运算符是对指定区域运算符之间，包括两个引用在内的所有单元格进行引用。如 D3:D14 区域是引用 D3，D4，…，D14 等共 12 个单元格。联合操作符将多个引用合并为一个引用。如 SUM(B2:B6，D5，F5:F8)是对 B2、B3、B4、B5、B6、F5、F6、F7、F8 及 D5 共 10 个单元格进行求和的运算。

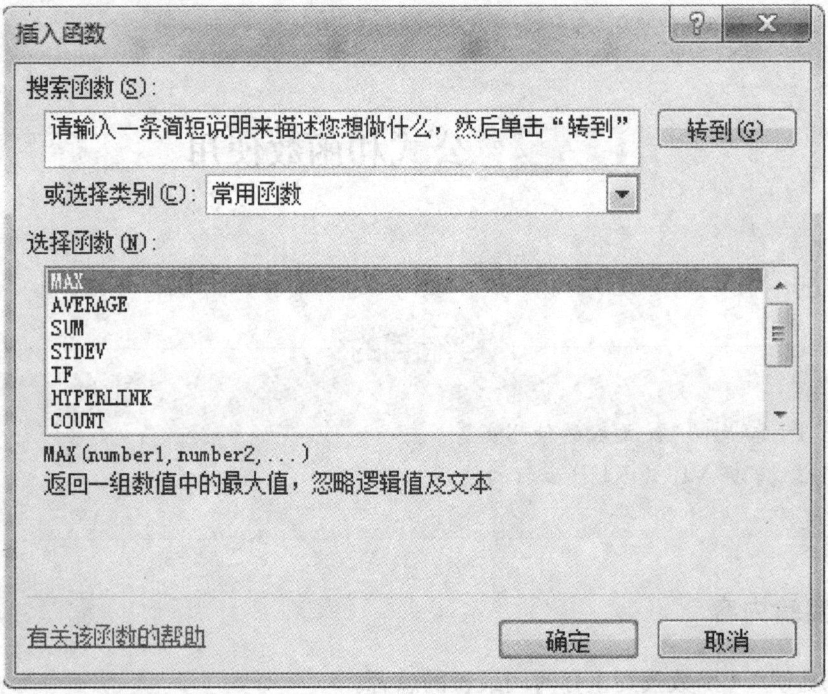

图 4-12 “插入函数”对话框

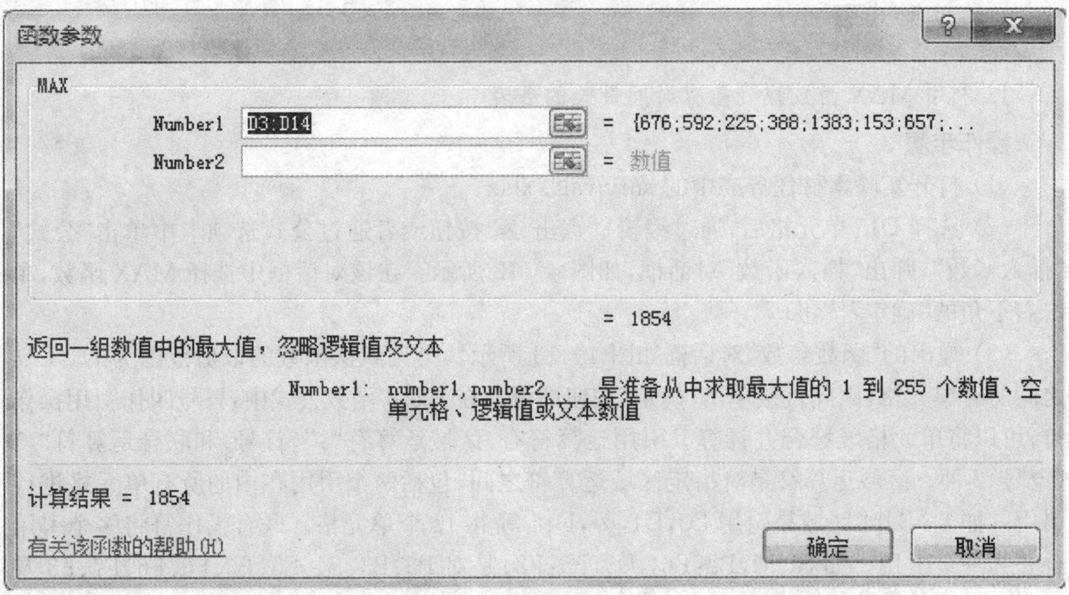

图 4-13 “函数参数”对话框

(4) 在 D15 单元格中显示 MAX 函数的执行结果。在 C15 单元格中输入最长生存时间,并设置 C15 和 D15 单元格格式为宋体,10 号,居中,结果如图 4-14 所示。

(5) 将工作表另存为 survival3. xlsx。

患者生存分析（TCGA）				
序号	样本名称	生存时间	生存状态	基因表达
1	TCGA-2J-AABE-01A	676	0	359.2483
2	TCGA-F2-7273-01A	592	1	354.1948
3	TCGA-IB-AAUS-01A	225	0	376.3782
4	TCGA-YH-A8SY-01A	388	0	564.2529
5	TCGA-2L-AAQM-01A	1383	0	250.0251
6	TCGA-FB-AAQ2-01A	153	1	947.6593
7	TCGA-HZ-A4BK-01A	657	0	395.9315
8	TCGA-HZ-8519-01A	454	0	647.4064
9	TCGA-2L-AAQJ-01A	394	1	199.9822
10	TCGA-US-A77G-01A	12	1	573.7702
11	TCGA-3A-A9IJ-01A	1854	0	217.7623
12	TCGA-3A-A9IR-01A	1542	0	428.1422
	最长生存时间	1854		

图 4-14 利用 MAX 函数求患者最长生存时间效果图

2. 利用 VLOOKUP 函数找到指定样本的生存时间

VLOOKUP 函数是 Excel 最常用的查找函数，它可以帮我们从大量的数据中快速地查找到我们需要的数值。它的基本语法为：

VLOOKUP(查找目标，查找范围，返回值的列数，精确 OR 模糊查找）

查找目标：就是你要指定查找的内容或者单元格引用。

查找范围：包含查找目标和返回值所在列的范围，且查找目标一定在该区域的第一列。

返回值的列数："返回值"在查找范围区域中的列数，不是所在工作表中的列数。

精确 OR 模糊查找：0 或者 FALSE 表示精确查找，1 或者 TRUE 表示模糊查找，默认为模糊查找，建议使用精确查找。

本题要求找出 TCGA-2J-AABE-01A，TCGA-FB-AAQ2-01A，TCGA-US-A77G-01A 三个样本的生存状态。

操作步骤

(1) 打开实验素材任务二中的 survival2.xlsx。

(2) 在工作表中将要查找的样本名称输入指定单元格，如图 4-15 所示。

患者生存分析（TCGA）				
序号	样本名称	生存时间	生存状态	基因表达
1	TCGA-2J-AABE-01A	676	0	359.2483
2	TCGA-F2-7273-01A	592	1	354.1948
3	TCGA-IB-AAUS-01A	225	0	376.3782
4	TCGA-YH-A8SY-01A	388	0	564.2529
5	TCGA-2L-AAQM-01A	1383	0	250.0251
6	TCGA-FB-AAQ2-01A	153	1	947.6593
7	TCGA-HZ-A4BK-01A	657	0	395.9315
8	TCGA-HZ-8519-01A	454	0	647.4064
9	TCGA-2L-AAQJ-01A	394	1	199.9822
10	TCGA-US-A77G-01A	12	1	573.7702
11	TCGA-3A-A9IJ-01A	1854	0	217.7623
12	TCGA-3A-A9IR-01A	1542	0	428.1422

样本名称	生存状态
TCGA-2J-AABE-01A	
TCGA-FB-AAQ2-01A	
TCGA-US-A77G-01A	

图 4-15 VLOOKUP 函数的使用

(3) 利用鼠标选中C17单元格后，通过编辑框点击 f_x 按钮或者单击公式选项卡中“公式”“插入函数”，在弹出“插入函数”对话框选择类别中选择“查找与引用”，选择VLOOKUP函数，如图4-16所示。VLOOKUP函数参数界面如图4-17所示。

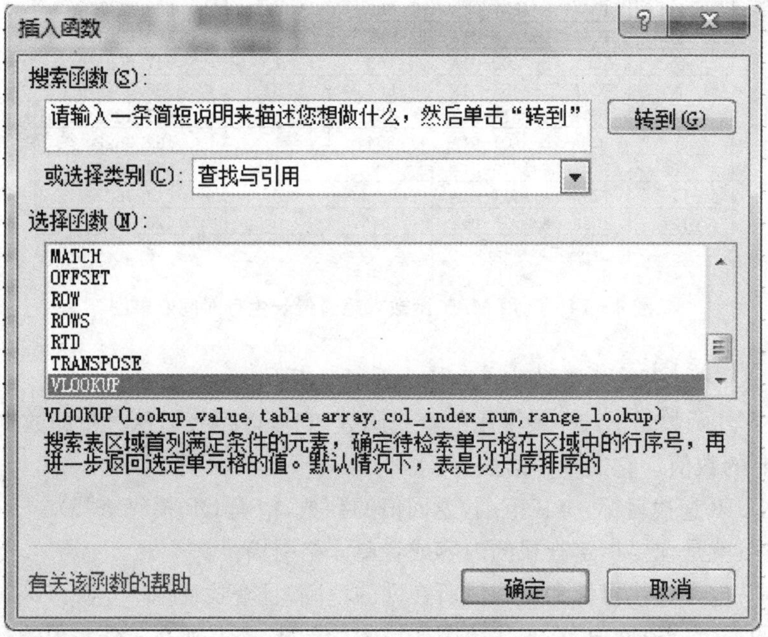

图4-16 “插入函数”对话框

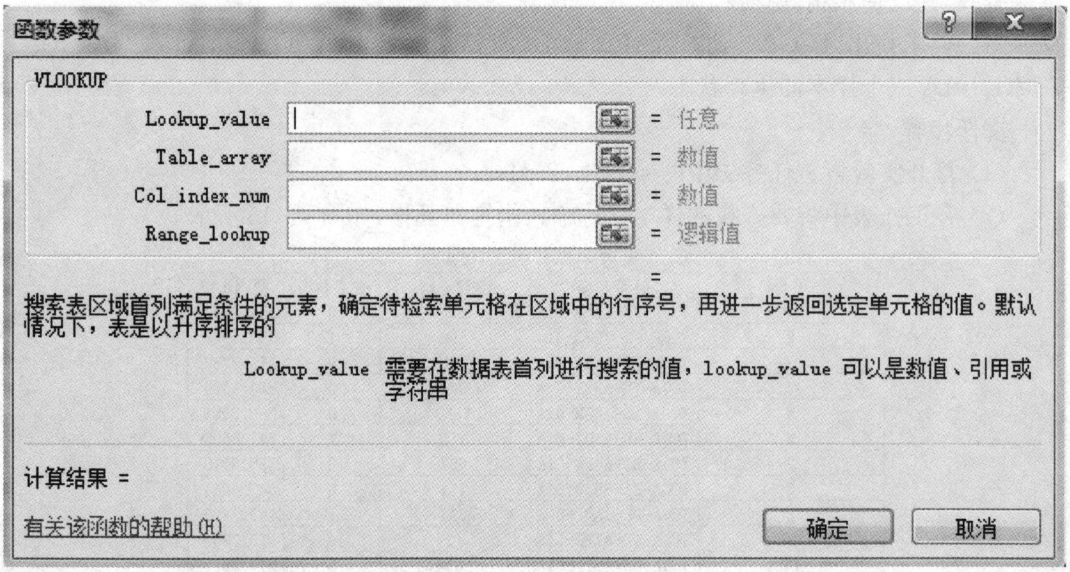

图4-17 VLOOKUP函数参数界面一

Lookup_value，Table_array，Col_index_num，Range_lookup分别对应查找目标、查找范围、返回值的列数、精确OR模糊查找。

(4) 单击Lookup_value所在行最后的红色箭头图标，弹出函数参数对话框，利用鼠标选择 B17 单元格，如图 4－18 所示。

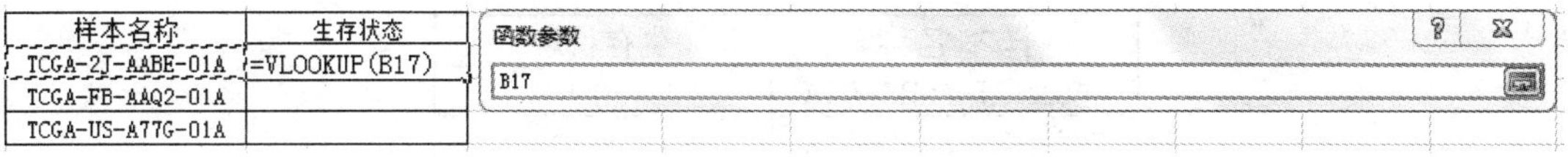

图 4－18 Lookup_value 参数设置图

(5) 单击图 4－18 函数参数对话框中 图标后，回到 VLOOKUP 函数参数界面。单击 Table_array 所在行最后的红色箭头图标 ，弹出函数参数对话框，利用鼠标选择 C2：E14 单元格，如图 4－19 所示。

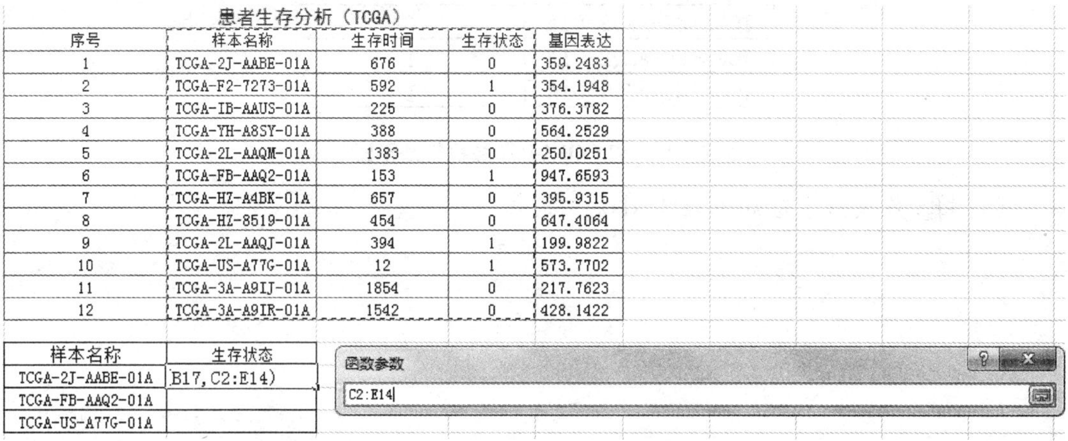

图 4－19 Table_array 参数设置图

(6) 单击图 4－19 函数参数对话框中 图标后，回到 VLOOKUP 函数参数界面。由于生存状态在查找范围 C2：E14 中是第三列，因此在 Col_index_num 中输入“3”，在 Range_lookup 中输入“0”实现精确查找，如图 4－20 所示。

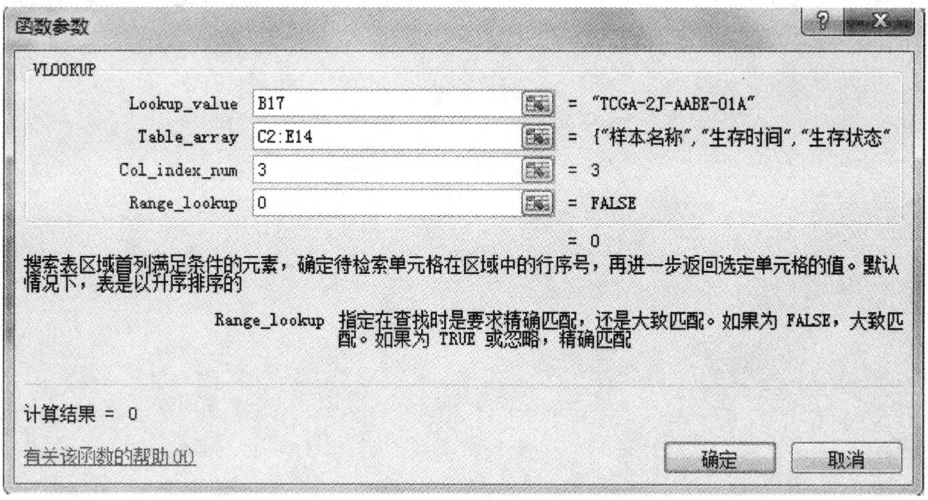

图 4－20 VLOOKUP 函数参数界面二

(7) 单击图 4－20 的确定按钮，得到如图 4－21 所示的 VLOOKUP 函数的执行结果。

样本名称	生存状态
TCGA-2J-AABE-01A	0
TCGA-FB-AAQ2-01A	
TCGA-US-A77G-01A	

图 4－21　VLOOKUP 函数执行结果图一

(8) 将其余两个样本的生存状态利用自动填充功能可实现最终效果，如图 4－22 所示。

样本名称	生存状态
TCGA-2J-AABE-01A	0
TCGA-FB-AAQ2-01A	1
TCGA-US-A77G-01A	1

图 4－22　VLOOKUP 函数执行结果图二

(9) 将工作表另存为 survival4. xlsx。

任务三 数据管理与分析

实验目的

1. 掌握数据的筛选方法；
2. 掌握数据的排序方法；
3. 掌握数据的分类汇总方法。

一、实验内容

1. 筛选生存状态为 0 的患者，并将筛选结果复制到新工作表中，命名为 DPI。
2. 根据生存状态的不同，求工作表中不同类型患者的平均生存时间。

二、实验步骤

1. 筛选生存状态为 0 的患者，将结果复制到新工作表中，命名为 DPI

操作步骤

(1) 打开实验素材任务三中的 survival2. xlsx。

(2) 选择数据区域 B2:F14 后，单击“数据”选项卡中的“排序和筛选”“筛选”后，在各列名称单元格的右侧出现一个下拉箭头，结果如图 4-23 所示。

序号	样本名称	生存时	生存状	基因表达
1	TCGA-2J-AABE-01A	676	0	359.2483
2	TCGA-F2-7273-01A	592	1	354.1948
3	TCGA-IB-AAUS-01A	225	0	376.3782
4	TCGA-YH-A8SY-01A	388	0	564.2529
5	TCGA-2L-AAQM-01A	1383	0	250.0251
6	TCGA-FB-AAQ2-01A	153	1	947.6593
7	TCGA-HZ-A4BK-01A	657	0	395.9315
8	TCGA-HZ-8519-01A	454	0	647.4064
9	TCGA-2L-AAQJ-01A	394	1	199.9822
10	TCGA-US-A77G-01A	12	1	573.7702
11	TCGA-3A-A9IJ-01A	1854	0	217.7623
12	TCGA-3A-A9IR-01A	1542	0	428.1422

图 4-23 筛选操作图一

(3) 单击“生存状态”右侧的下拉箭头后，在弹出的对话框中将“0”勾选上，如图 4－24 所示。

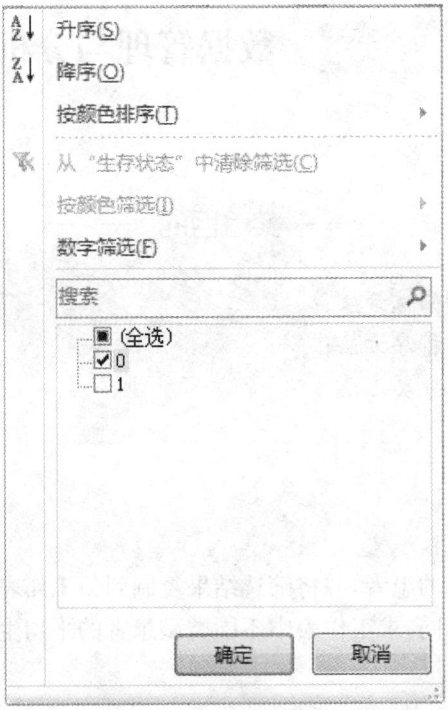

图 4－24　筛选操作图二

(4) 单击图 4－24 的“确定”按钮后，得到筛选后的结果，如图 4－25 所示。

序号	样本名称	生存时间	生存状态	基因表达
1	TCGA-2J-AABE-01A	676	0	359.2483
3	TCGA-IB-AAUS-01A	225	0	376.3782
4	TCGA-YH-A8SY-01A	388	0	564.2529
5	TCGA-2L-AAQM-01A	1383	0	250.0251
7	TCGA-HZ-A4BK-01A	657	0	395.9315
8	TCGA-HZ-8519-01A	454	0	647.4064
11	TCGA-3A-A9IJ-01A	1854	0	217.7623
12	TCGA-3A-A9IR-01A	1542	0	428.1422

图 4－25　筛选操作效果图

(5) 在筛选的工作表上单击鼠标右键选择“复制”，在 sheet2 工作表中选择“粘贴”。在工作表标签区，选择 sheet2 后单击鼠标右键，利用“重命名”功能将 sheet2 重命名为“DIP”。

(6) 将整个文件另存为 survival5. xlsx。

2. 根据生存状态的不同，求工作表中不同类型患者的平均生存时间

操作步骤

(1) 打开实验素材任务三中的 survival2. xlsx。

(2) 选择数据区域 B2:F14 后，单击“数据”选项卡中的“排序和筛选”“排序”后，弹出“排

序”对话框，选择主要关键字为“生存状态”，其余为默认设置，结果如图 4 - 26 所示。

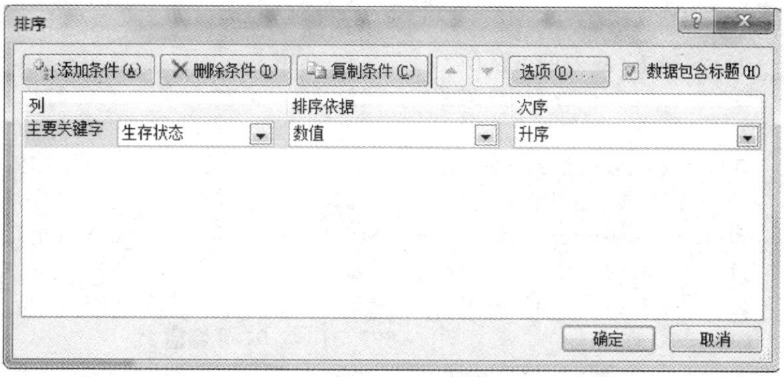

图 4 - 26　排序对话框

(3) 单击图 4 - 26 排序对话框的“确定”按钮，得到如图 4 - 27 所示的排序结果。

序号	样本名称	生存时间	生存状态	基因表达
1	TCGA-2J-AABE-01A	676	0	359.2483
3	TCGA-IB-AAUS-01A	225	0	376.3782
4	TCGA-YH-A8SY-01A	388	0	564.2529
5	TCGA-2L-AAQM-01A	1383	0	250.0251
7	TCGA-HZ-A4BK-01A	657	0	395.9315
8	TCGA-HZ-8519-01A	454	0	647.4064
11	TCGA-3A-A9IJ-01A	1854	0	217.7623
12	TCGA-3A-A9IR-01A	1542	0	428.1422
2	TCGA-F2-7273-01A	592	1	354.1948
6	TCGA-FB-AAQ2-01A	153	1	947.6593
9	TCGA-2L-AAQJ-01A	394	1	199.9822
10	TCGA-US-A77G-01A	12	1	573.7702

图 4 - 27　排序效果图

(4) 单击“数据”选项卡中“分级显示”“分类汇总”，弹出“分类汇总”对话框，在该对话框中“分类字段”选择“生存状态”，“汇总方式”选择“平均值”，“选定汇总项”选择“生存时间”，如图 4 - 28 所示。

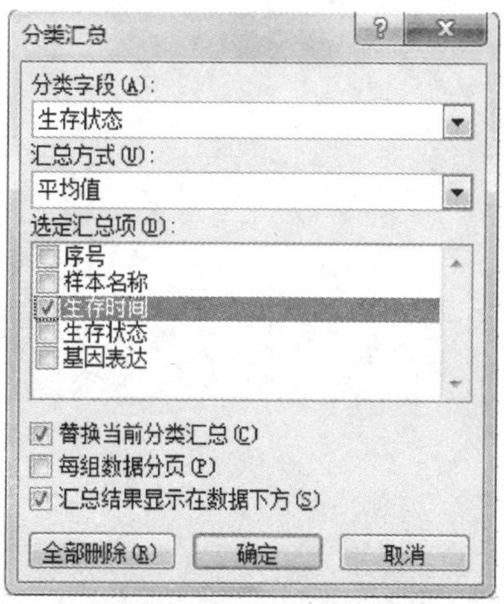

图 4 - 28　“分类汇总”对话框

(5) 单击图 4－28 的“确定”按钮后，得到如图 4－29 所示的分类汇总结果。

序号	样本名称	生存时间	生存状态	基因表达
1	TCGA-2J-AABE-01A	676	0	359.2483
3	TCGA-IB-AAUS-01A	225	0	376.3782
4	TCGA-YH-A8SY-01A	388	0	564.2529
5	TCGA-2L-AAQM-01A	1383	0	250.0251
7	TCGA-HZ-A4BK-01A	657	0	395.9315
8	TCGA-HZ-8519-01A	454	0	647.4064
11	TCGA-3A-A9IJ-01A	1854	0	217.7623
12	TCGA-3A-A9IR-01A	1542	0	428.1422
		897.375	**0 平均值**	
2	TCGA-F2-7273-01A	592	1	354.1948
6	TCGA-FB-AAQ2-01A	153	1	947.6593
9	TCGA-2L-AAQJ-01A	394	1	199.9822
10	TCGA-US-A77G-01A	12	1	573.7702
		287.75	**1 平均值**	
		694.16667	**总计平均值**	

图 4－29　分类汇总效果图

(6) 将分类汇总结果另存为 survival6.xlsx.

任务四　图表创建与使用

实验目的

1. 掌握折线图的生成方法；
2. 掌握图表格式的修改方法；
3. 掌握雷达图的使用方法。

一、实验内容

1. 为实验素材任务四中的 survival2. xlsx 工作表中样本的基因表达信息创建带数据标记的折线图，添加标题“基因表达(TCGA)”，宋体 18 号，加粗，添加横坐标标题“样本名称”，纵坐标标题“基因表达量”，设置纵坐标小数位数为“0”。

2. 利用生存时间和基因表达制作样本的雷达图。

二、实验步骤

1. 为样本基因表达信息创建带数据标记的折线图

操作步骤

(1) 打开实验素材任务四中的 survival2. xlsx。

(2) 按住 Ctrl 键，按住鼠标左键依次选择 C2:C14 及 F2:F14 单元格区域，选择“插入”选项卡的“图表”“折线图”“带数据标记的折线图”，结果如图 4 - 30 所示。

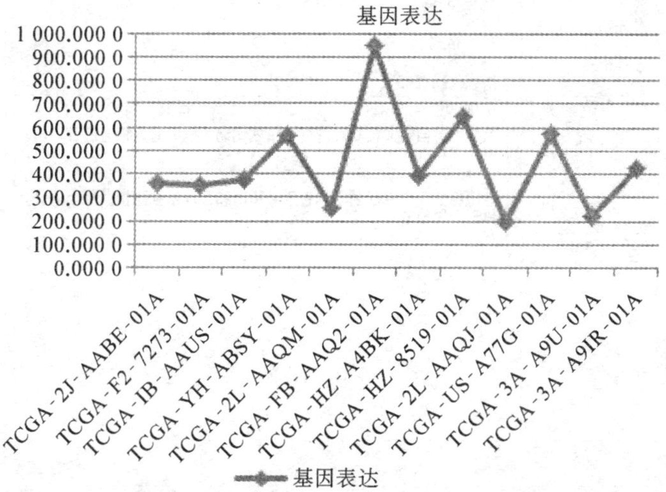

图 4 - 30　带数据标记的折线图一

(3) 依次选择"设计"选项卡中的"图表布局""布局 10"后，修改标题为"基因表达(TCGA)"，宋体，18 号，加粗，横坐标标题为"样本名称"，纵坐标标题为"基因表达量"，结果如图 4-31 所示。

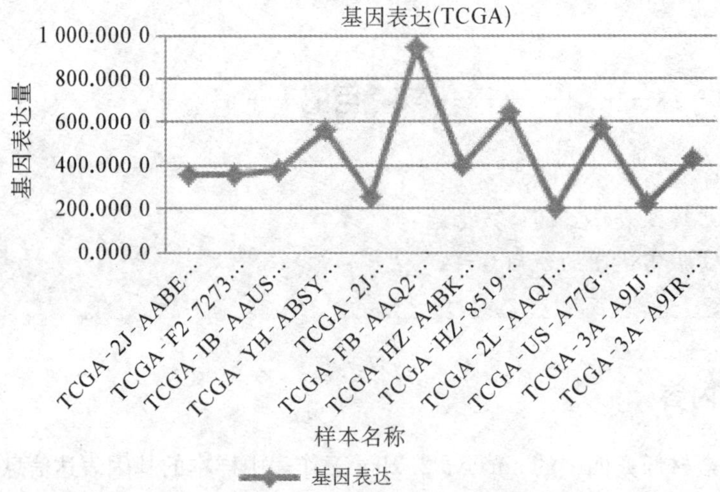

图 4-31 带数据标记的折线图二

(4) 点击鼠标左键选择垂直坐标轴后单击鼠标右键，在弹出菜单中选择"设置坐标轴格式"，弹出设置坐标轴格式的对话框，选择左侧的数字标签，在右侧小数位数的文本框内填入"0"，如图 4-32 所示。

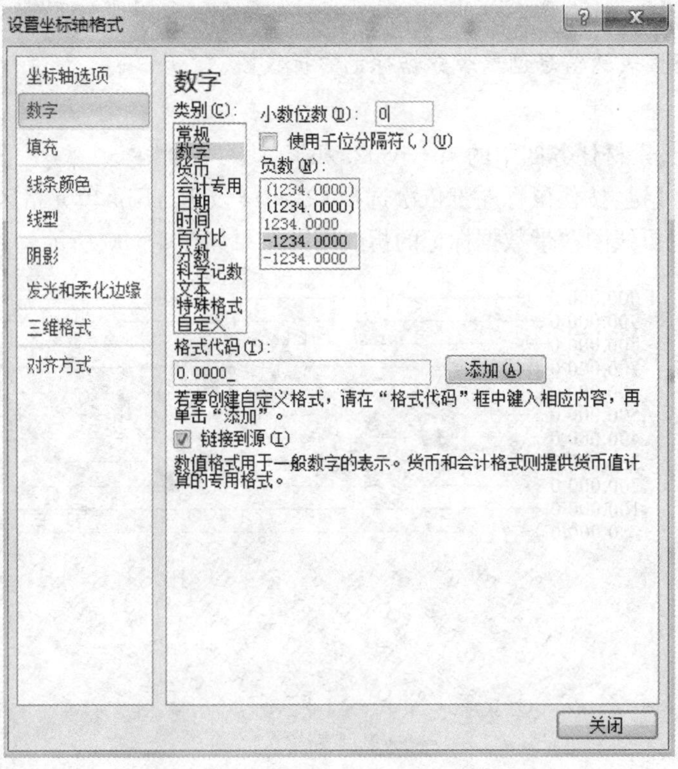

图 4-32 设置坐标轴格式对话框

(5) 单击图 4－32 的“关闭”按钮后，带数据标记的折线图如图 4－33 所示。

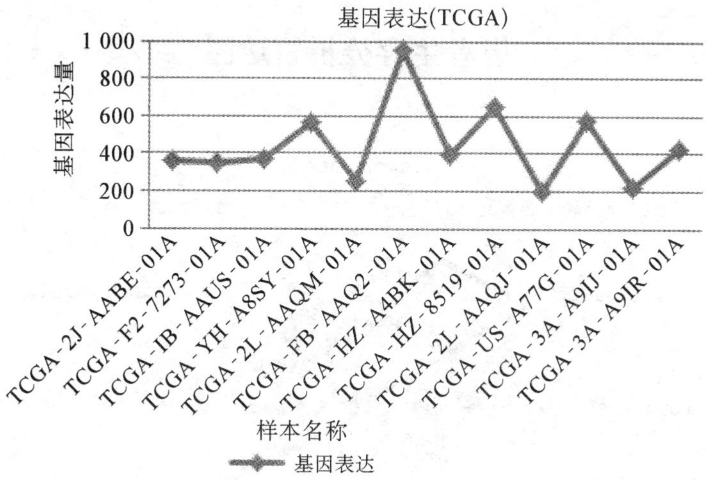

图 4－33 带数据标记的折线图三

(6) 将折线图另存为 survival7. xlsx。

2. 利用生存时间和基因表达制作样本的雷达图

操作步骤

(1) 打开实验素材任务四中的 survival2. xlsx。

(2) 按住 Ctrl 键后选择“样本名称”“生存时间”及“基因表达”三个字段的数据区域 C3:C14,D3:D14,F3:F14，选择“插入”选项卡中的“图表”“雷达图”的第一个雷达图后，如图 4－34 所示。

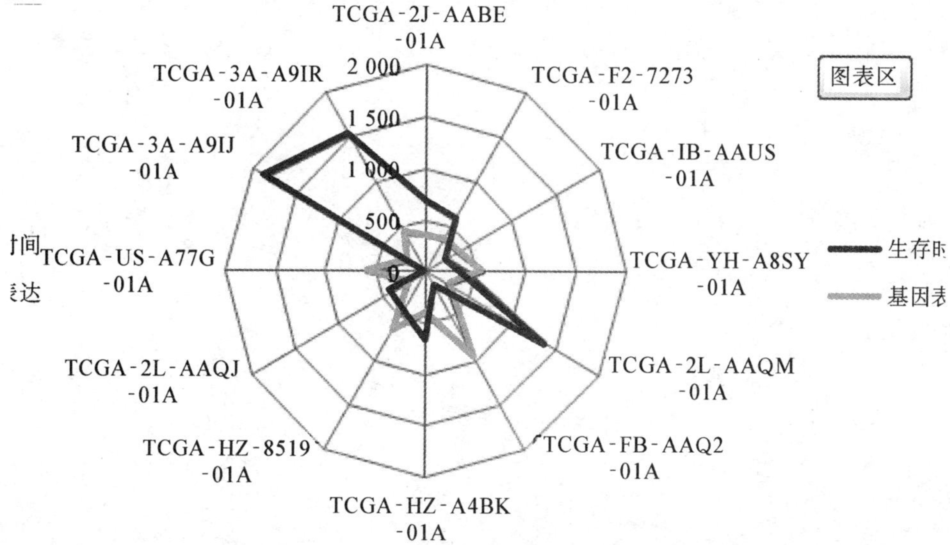

图 4－34 患者生存分析雷达图一

(3) 单击“设计”选项卡的“图表布局”“布局 3”，修改图表标题为“患者生存分析雷达图”，效果如图 4－35 所示，由该图直观显示患者的基因表达及生存时间信息。如患者

TCGA - 3A - A9IJ - 01A 的基因表达量较小，但生存时间较长。

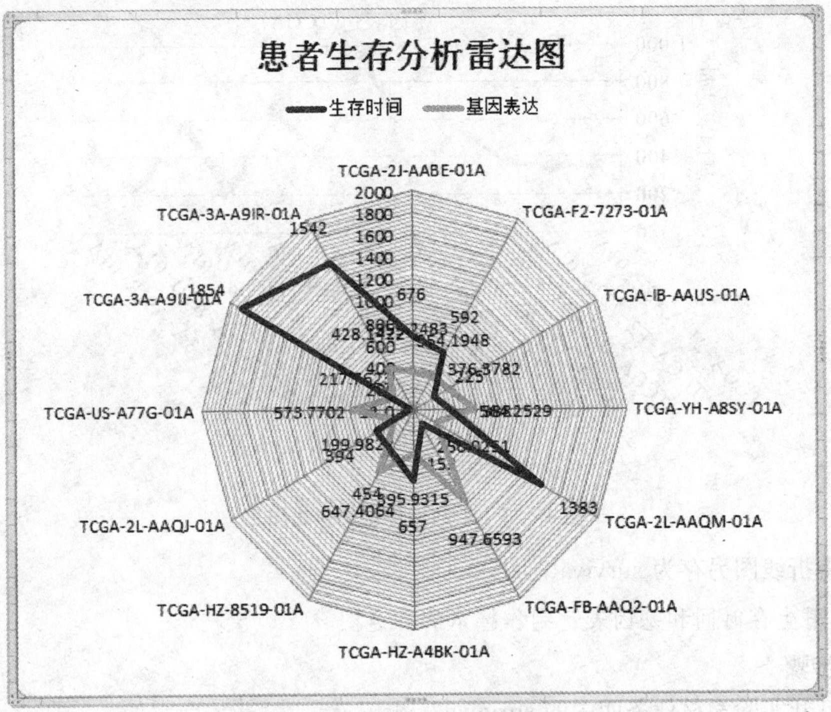

图 4 - 35　患者生存分析雷达图二

(4) 将雷达图另存为 survival8. xlsx。

任务五 综合练习

实验目的

掌握对表格数据的综合处理方法。

一、实验内容

1. 打开实验素材任务五的“2005—2014 年某省肿瘤医院住院患者特征分析.xlsx”工作表，为该工作表添加标题“2005—2014 年某省肿瘤医院住院患者特征分析”，字体为黑体，字号为 16，合并居中。

2. 计算 2005—2014 年男性及女性的平均年龄。

3. 筛选出男性平均年龄大于等于 58.5 岁、女性平均年龄大于等于 51 岁的年份。

4. 对所有农村男性、农村女性、城市男性、城市女性做三维簇状柱形图，标题为“2005—2014 年某省肿瘤医院住院患者特征分析”，横坐标标题为“年份”，纵坐标标题为“年龄”，纵坐标坐标轴范围为 48～70。

二、实验步骤

1. 为工作表添加标题并设置格式

操作步骤

(1) 打开实验素材任务五的“2005—2014 年某省肿瘤医院住院患者特征分析.xlsx”。

(2) 在 D2 单元格输入“2005—2014 年某省肿瘤医院住院患者特征分析”的标题后，拖住鼠标左键不动选中 C2:G2 后，利用“对齐方式”功能区的合并居中按钮，实现合并居中，利用“字体”功能区实现黑体及 16 号字体的设置。结果如图 4-36 所示。

2005-2014年某省肿瘤医院住院患者特征分析				
年份	农村男性	农村女性	城市男性	城市女性
2005年	56.10	51.08	60.63	50.36
2006年	56.40	50.28	60.67	49.51
2007年	56.81	51.15	60.42	49.10
2008年	56.87	51.92	61.46	50.50
2009年	57.29	51.96	61.61	50.70
2010年	57.93	52.33	61.45	50.77
2011年	58.49	52.66	62.07	50.46
2012年	58.91	53.02	61.84	50.58
2013年	59.49	52.94	62.08	50.33
2014年	59.85	53.59	62.03	50.64

图 4-36　合并居中及字体设置

2. 计算 2005—2014 年男性及女性的平均年龄

操作步骤

(1) 以男性平均年龄为例,在 H3 单元格输入“男性平均”后,利用鼠标选中 H4 单元格,单击编辑区的 fx 图标,在弹出的“插入函数”对话框中选择“average”后,弹出“函数参数”对话框,如图 4-37 所示。

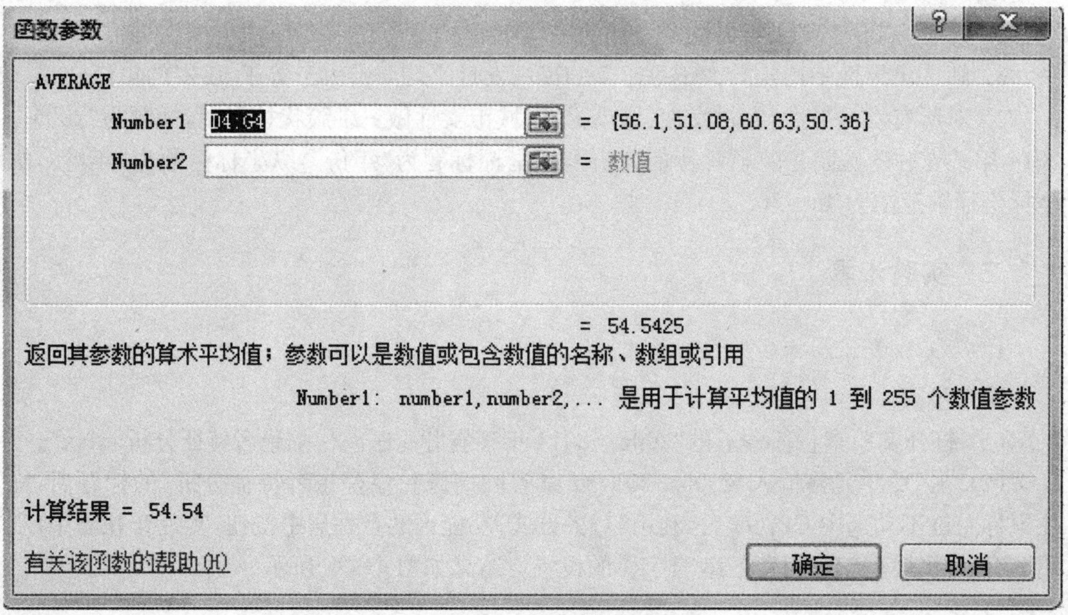

图 4-37　AVERAGE 函数参数对话框

(2) 单击 Number1 后面的 图标后,在工作表中按住 Ctrl 键不动,利用鼠标左键分别选择 D4 和 F4 单元格后回到函数参数界面,单击确定按钮,结果如图 4-38 所示。

2005-2014年某省肿瘤医院住院患者特征分析						
年份	农村男性	农村女性	城市男性	城市女性	男性平均	女性平均
2005年	56.10	51.08	60.63	50.36	58.37	
2006年	56.40	50.28	60.67	49.51		
2007年	56.81	51.15	60.42	49.10		
2008年	56.87	51.92	61.46	50.50		
2009年	57.29	51.96	61.61	50.70		
2010年	57.93	52.33	61.45	50.77		
2011年	58.49	52.66	62.07	50.46		
2012年	58.91	53.02	61.84	50.58		
2013年	59.49	52.94	62.08	50.33		
2014年	59.85	53.59	62.03	50.64		

图 4 - 38　AVERAGE 函数执行结果

(3) 利用自动填充功能可将 2005—2014 年“男性平均”患者年龄计算完毕。

(4) 女性平均年龄的计算可参阅男性平均年龄的计算过程，也可直接将男性平均年龄的计算公式进行复制，具体方法如下：首先用鼠标对 H4 单元格进行复制，可见在编辑区 H4 单元格的公式为 AVERAGE(D4,F4)；然后将鼠标放在 I4 单元格执行粘贴命令，则编辑区 I4 单元的公式自动变为 AVERAGE(E4,G4)；最后应用自动填充功能实现 2005—2014 年“女性平均”患者年龄的计算。结果如图 4 - 39 所示。

2005-2014年某省肿瘤医院住院患者特征分析						
年份	农村男性	农村女性	城市男性	城市女性	男性平均	女性平均
2005年	56.10	51.08	60.63	50.36	58.37	50.72
2006年	56.40	50.28	60.67	49.51	58.54	49.90
2007年	56.81	51.15	60.42	49.10	58.62	50.13
2008年	56.87	51.92	61.46	50.50	59.17	51.21
2009年	57.29	51.96	61.61	50.70	59.45	51.33
2010年	57.93	52.33	61.45	50.77	59.69	51.55
2011年	58.49	52.66	62.07	50.46	60.28	51.56
2012年	58.91	53.02	61.84	50.58	60.38	51.80
2013年	59.49	52.94	62.08	50.33	60.79	51.64
2014年	59.85	53.59	62.03	50.64	60.94	52.12

图 4 - 39　2005—2014 年男性及女性的平均年龄

3. 筛选指定范围的患者信息并做折线图

操作步骤

(1) 利用鼠标选择 H3:I13 区域(包含男性平均及女性平均)后，选择“数据”选项卡的“排序和筛选”“筛选”按钮后，在“男性平均”及“女性平均”列均出现下拉箭头，单击“男性平均”列的下拉箭头后，选择“数字筛选”“大于或等于”，如图 4 - 40 所示。

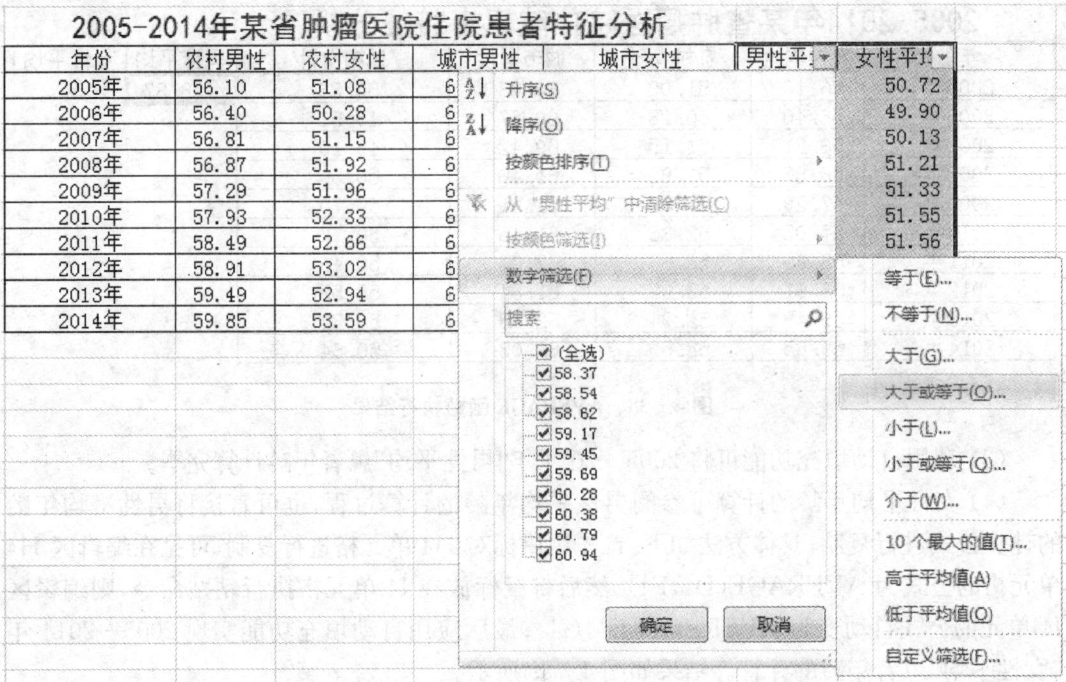

图 4-40 数字筛选

(2) 单击"大于或等于"后，弹出"自定义自动筛选方式"对话框，在"大于或等于"后面输入 58.5，如图 4-41 所示。

图 4-41 "自定义自动筛选方式"对话框

(3) 单击图 4-41 中的"确定"按钮，如图 4-42 所示，筛选出所有男性平均就诊年龄大于或等于 58.5 的所有年份。

2005-2014年某省肿瘤医院住院患者特征分析

年份	农村男性	农村女性	城市男性	城市女性	男性平	女性平均
2006年	56.40	50.28	60.67	49.51	58.54	49.90
2007年	56.81	51.15	60.42	49.10	58.62	50.13
2008年	56.87	51.92	61.46	50.50	59.17	51.21
2009年	57.29	51.96	61.61	50.70	59.45	51.33
2010年	57.93	52.33	61.45	50.77	59.69	51.55
2011年	58.49	52.66	62.07	50.46	60.28	51.56
2012年	58.91	53.02	61.84	50.58	60.38	51.80
2013年	59.49	52.94	62.08	50.33	60.79	51.64
2014年	59.85	53.59	62.03	50.64	60.94	52.12

图 4-42 男性平均年龄筛选结果图

(4) 女性平均就诊年龄的筛选过程同男性筛选，这里不再赘述。筛选结果如图4-43所示。

2005-2014年某省肿瘤医院住院患者特征分析

年份	农村男性	农村女性	城市男性	城市女性	男性平	女性平均
2008年	56.87	51.92	61.46	50.50	59.17	51.21
2009年	57.29	51.96	61.61	50.70	59.45	51.33
2010年	57.93	52.33	61.45	50.77	59.69	51.55
2011年	58.49	52.66	62.07	50.46	60.28	51.56
2012年	58.91	53.02	61.84	50.58	60.38	51.80
2013年	59.49	52.94	62.08	50.33	60.79	51.64
2014年	59.85	53.59	62.03	50.64	60.94	52.12

图 4-43 女性平均就诊年龄筛选结果

(5) 单击“数据”选项卡的“排序和筛选”“筛选”按钮后，取消筛选。

(6) 选择 C3:G13 单元格所在区域后，选择“插入”选项卡“图表”“柱形图”“三维簇状柱形图”，得到如图 4-44 结果。

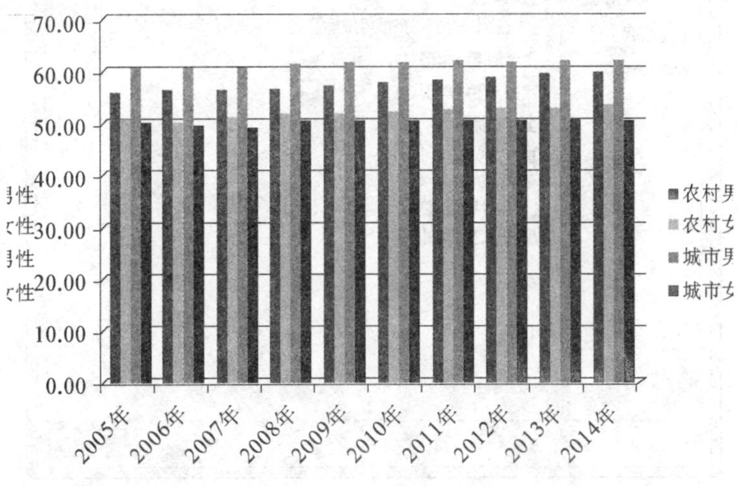

图 4-44 三维簇状柱形图一

(7) 依次选择“设计”选项卡的“图表布局”“布局 9”，添加标题及横纵坐标名称，结果如图 4-45 所示。

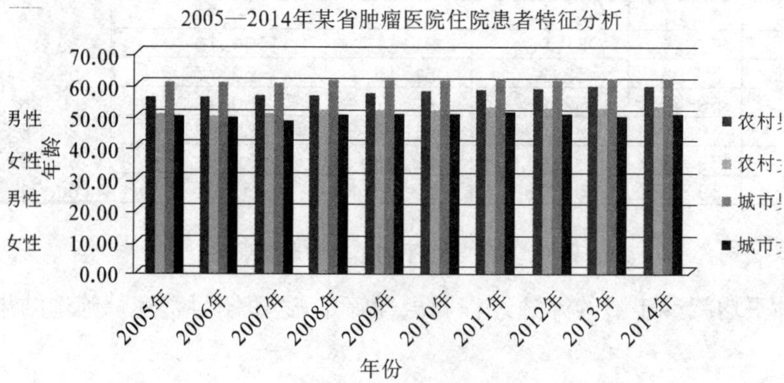

图 4-45　三维簇状柱形图二

(8) 单击鼠标左键选中垂直轴后，单击右键弹出对话框中选择“设置坐标轴格式”，弹出如图 4-46 所示对话框。

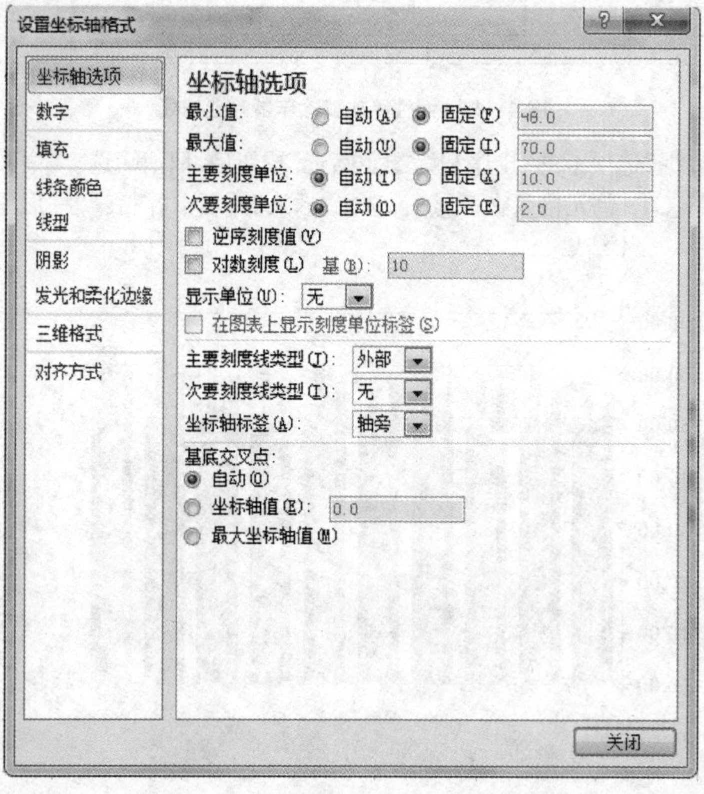

图 4-46　“设置坐标轴格式”对话框

(9) 在“设置坐标轴格式”对话框中，选择左侧“坐标轴选项”标签，将最小值固定为 48，最大值固定为 70，单击“关闭”按钮，得到如图 4－47 所示结果。

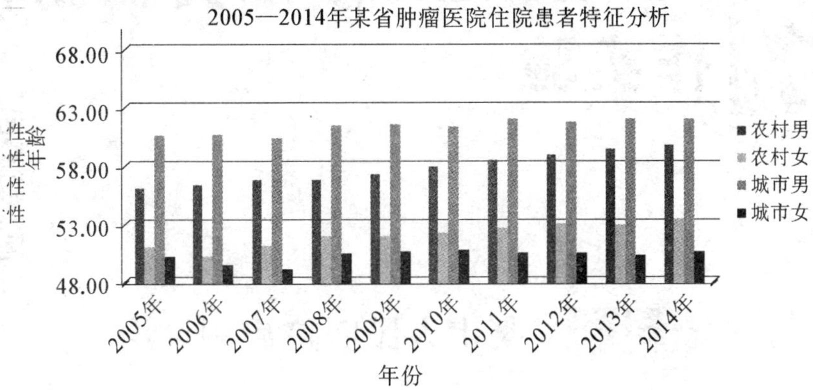

图 4－47　三维簇状柱形图三

实验5 PowerPoint 演示文稿制作操作实验

【微信扫码】
相关资源

任务一 某市人民医院病例讨论

实验目的

1. 熟悉 PowerPoint 的窗口组成、功能选项卡；
2. 掌握演示文稿的创建、保存、打开等操作方法；
3. 掌握幻灯片的新建、移动、复制、删除等操作方法；
4. 利用主题控制幻灯片的外观，了解幻灯片的不同视图；
5. 学会在幻灯片中插入常用对象并进行格式设置，包括文本框、图片、表格等对象。

一、实验内容

1. 新建 PowerPoint 2010 演示文稿，设置演示文稿主题为“某市人民医院病例讨论”。

2. 设置第一张幻灯片版式为标题幻灯片，要求如下：

(1) 输入标题内容“某市人民医院病例讨论”，如图 5－1 所示，字体为“黑体”，字号为“48”，颜色为“白色”。

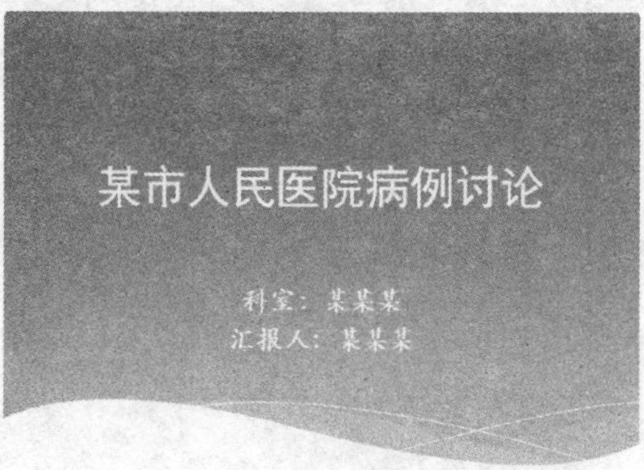

图 5－1 某市人民医院病例讨论-标题

(2) 副标题为“科室:某某某　汇报人:某某某”,字体为“华文楷体”,字号为“28”,“白色”。

3. 设置第二张幻灯片,要求如下:

(1) 设置标题为“病人资料”,如图 5－2 所示,字体为“黑体”,字号为“40”。

(2) 文本内容包括姓名、性别、年龄、身高、体重、现病史。

(3) 插入患者照片,设置图片边框为“青色”,粗细为 4.5 磅。

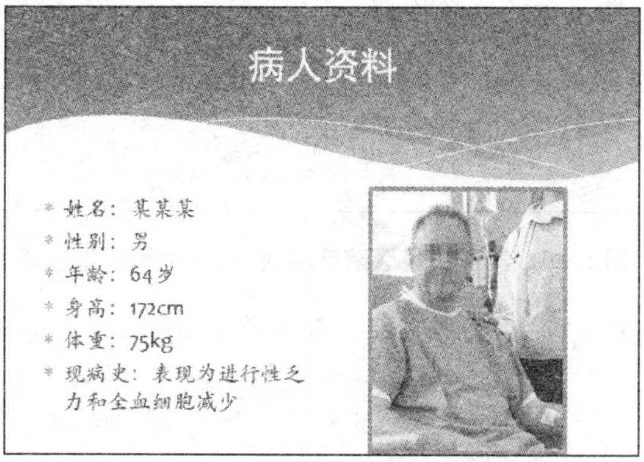

图 5－2　某市人民医院病例讨论-病人资料

4. 设置第三张幻灯片,要求如下:

(1) 设置标题为“辅助检查”,如图 5－3 所示,字体为“黑体”,字号为“40”。

(2) 文本内容为血常规检查结果。

(3) 插入 Excel 表格,选择表格样式,字体为“宋体”,标题行加粗,字号为“16”。

5. 设置第四张幻灯片,要求如下:

(1) 标题和第三张幻灯片一致,如图 5－4 所示。

(2) 文本内容为辅助检查结果。

(3) 插入检查图片。

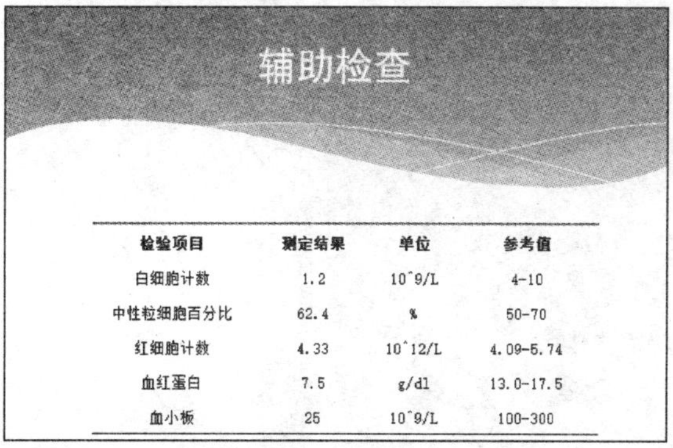

图 5－3　某市人民医院病例讨论-辅助检查一

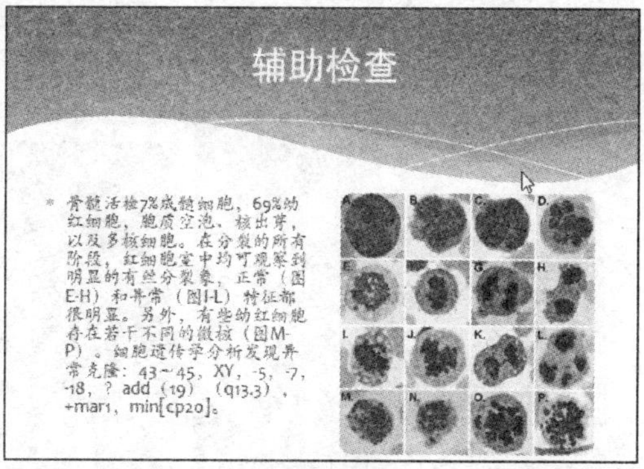

图 5－4　某市人民医院病例讨论-辅助检查二

6. 设置第五张幻灯片,要求如下:

(1) 设置标题为“讨论和初步诊断”,如图 5－5 所示,字体为“黑体”,字号为“40”。

(2) 文本内容为讨论和初步诊断结果。

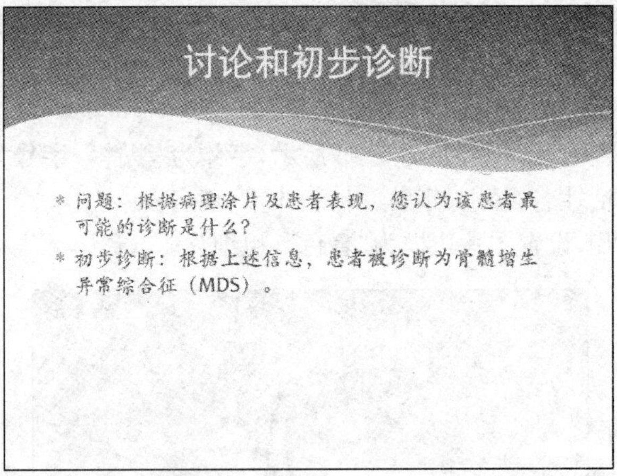

图 5-5 某市人民医院病例讨论-讨论和初步诊断

7. 保存演示文稿，文件名为“某市人民医院病例讨论.pptx”，退出 PowerPoint 2010。

二、实验步骤

1. 新建演示文稿，并设置主题为“波形”

操作步骤

(1) 依次选择“开始”“所有程序”“Microsoft Office”“Microsoft PowerPoint 2010”命令，创建新的演示文稿。

(2) 切换到“开始”选项卡，右击左窗格中的“幻灯片”选项卡，在弹出的快捷菜单中选择“新建幻灯片”命令，即可新建一张幻灯片。

(3) 切换到“设计”选项卡，在“主题”选项组中找到“波形”主题，单击即可为幻灯片添加主题，如图 5-6 所示。

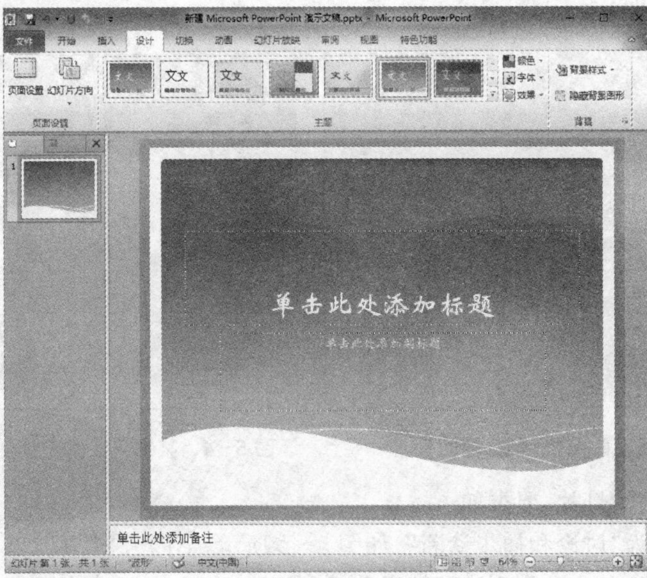

图 5-6 设置主题

2. 设置第一张幻灯片版式

操作步骤

(1) 在幻灯片中，输入标题“某市人民医院病例讨论”，字体为“黑体”，字号为 48，颜色为“白色”。在副标题中输入“科室：某某某　汇报人：某某某”，字体为“华文楷体”，字号为 28，“白色”。

(2) 设置标题和副标题文本框中的文本中部对齐。选择标题和副标题文本框，在“开始”选项卡的“段落”组中单击“对齐文本”，选择“中部对齐”，如图5-1。

3. 设置第二张幻灯片版式

操作步骤

(1) 新建幻灯片，在“开始”选项卡的“幻灯片”组中单击“版式”，选择“两栏内容”。

(2) 输入标题“病人资料”，设置字体为“黑体”，字号为 40，居中显示。单击幻灯片左侧的文本占位符，输入“姓名”“性别”“年龄”“身高”“体重”“现病史”。

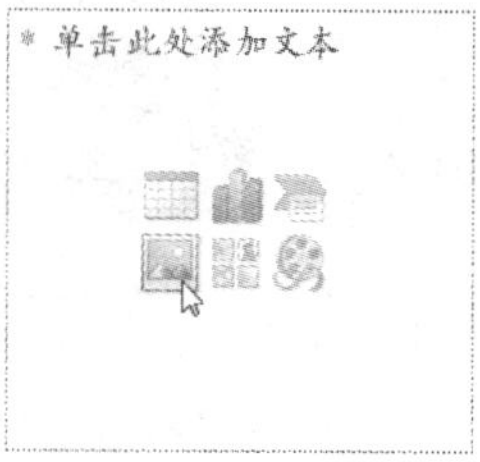

图 5-7　“插入图片”按钮

(3) 单击幻灯片右侧的文本占位符，如图 5-7 所示，选择“插入来自文件的图片”，选择要插入的患者照片，单击“插入”按钮。单击插入的图片，在“格式”选项卡的“图片样式”组“图片边框”选项中选择“主题颜色”为“青色”，“粗细”为 4.5 磅，如图 5-8 所示。

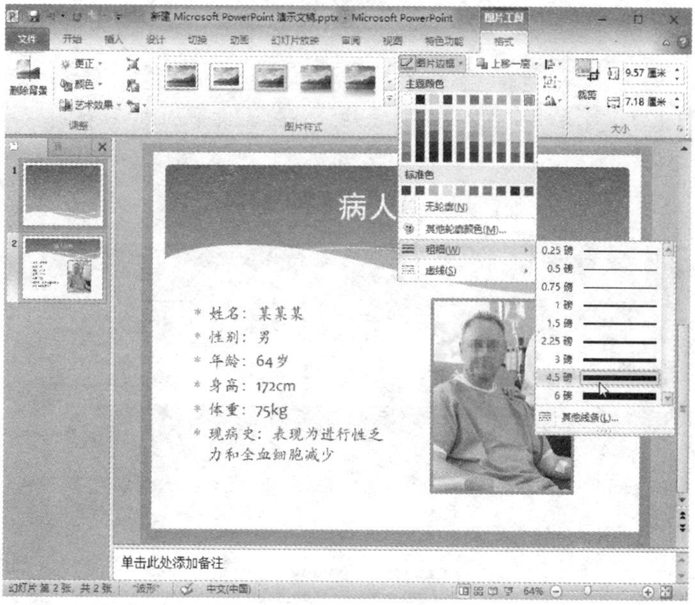

图 5-8　编辑图片边框

4. 设置第三张幻灯片版式

操作步骤

(1) 新建幻灯片，在“开始”选项卡的“幻灯片”组中单击“版式”，选择“标题和内容”。

(2) 输入标题“辅助检查”，设置字体为“黑体”，字号为 40，居中显示。

(3) 在“插入”选项卡中单击“表格”按钮，在下拉菜单中选择“插入表格”命令。或者在幻灯片中间单击“插入表格”按钮，弹出“插入表格”对话框，如图 5-9 所示，在“列数”和“行数”微调框中分别输入“4”和“6”，单击“确定”按钮，如图 5-10 所示。或者从 Excel 文件中复制粘贴表格。

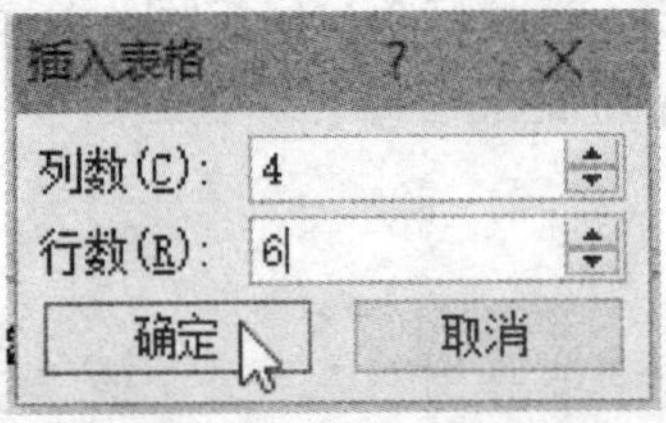

图 5-9 输入表格行列数

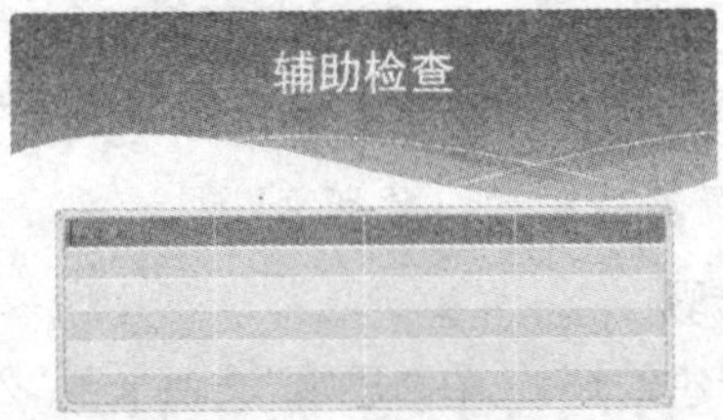

图 5-10 插入表格

(4) 输入表格标题和内容，调整表格大小；双击表格，在“设计”选项卡的“表格样式”组中选择表格样式，如图 5-11。单击表格，设置表格文字字体为“宋体”，中部对齐，标题行加粗，大小为 16，如图 5-12。

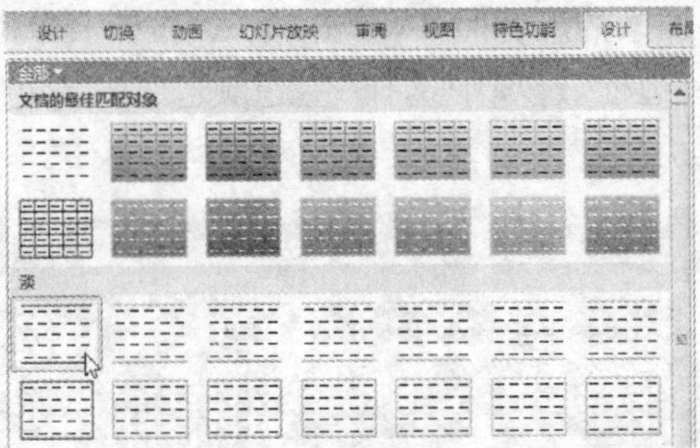

图 5-11 选择表格样式

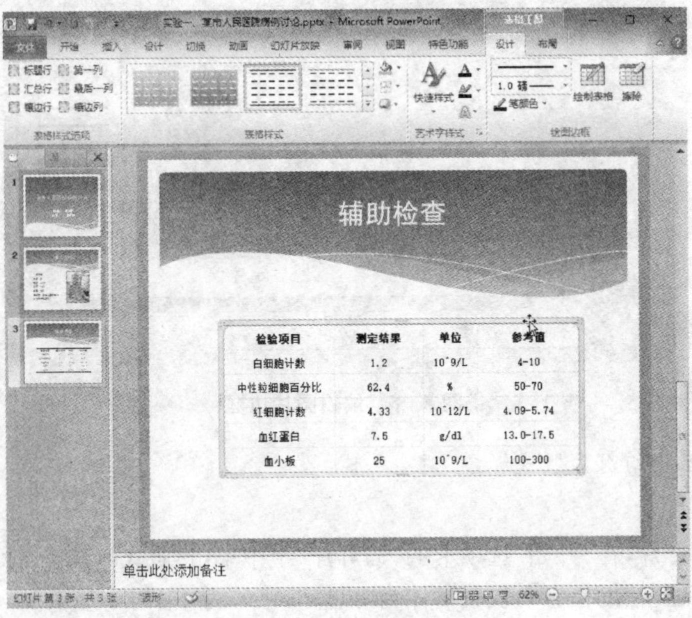

图 5-12 设置表格

5. 设置第四张幻灯片版式

操作步骤

(1) 新建幻灯片,在“开始”选项卡的“幻灯片”组中单击“版式”,选择“两栏内容”。

(2) 输入标题“辅助检查”,设置字体为“黑体”,字号为40,居中显示。单击幻灯片左侧的文本占位符,输入辅助检查结果的内容。

(3) 单击幻灯片右侧的文本占位符,选择“插入来自文件的图片”,选择要插入图片,单击“插入”按钮。

6. 设置第五张幻灯片版式

操作步骤

(1) 新建幻灯片,在“开始”选项卡的“幻灯片”组中单击“版式”,选择“标题和内容”。

(2) 输入标题“讨论和初步诊断”,设置字体为“黑体”,字号为40,居中显示。单击内容占位符,输入内容。

7. 保存演示文稿

操作步骤

(1) 单击快速访问工具栏的“保存”按钮或在“文件”选项卡中单击“另存为”按钮,在弹出的“另存为”对话框的“文件名”框中输入演示文稿的文件名“某市人民医院病例讨论”,设置文件类型为“PowerPoint演示文稿(*.pptx)”。

(2) 单击窗口的“关闭”按钮,退出PowerPoint 2010。

任务二 制作和使用幻灯片母版

实验目的

1. 掌握幻灯片母版和版式的创建、删除和设置等方法；
2. 练习图形的绘制、编辑和设置方法；
3. 掌握幻灯片中母板占位符的新建和编辑方法；
4. 掌握幻灯片中页眉页脚的插入和设置方法。

一、实验内容

1. 新建 PowerPoint 2010 演示文稿，创建幻灯片母版。

2. 编辑幻灯片母版标题页，要求如下：

(1) 设置标题字体为"微软雅黑"，大小为 44，颜色为"深蓝"。

(2) 设置副标题字体为"微软雅黑"，大小为 32，颜色为"黑色，淡色 35%"。

(3) 从文件中插入图片，调整大小，移动至合适的位置。

(4) 插入直线，设置为细线、强调颜色 5，粗细为 1 磅。

(5) 设置背景颜色为"水蓝色，淡色 80%"，透明度 80%，幻灯片母版全部应用，如图5-13。

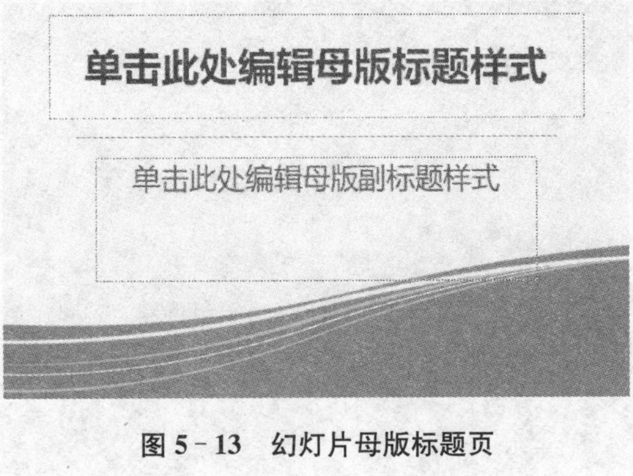

图 5-13 幻灯片母版标题页

3. 编辑幻灯片母板目录页，要求如下：

(1) 在幻灯片母版中插入版式，删除标题文本框占位符。

(2) 插入图片，移动至幻灯片中部左侧位置。

(3) 绘制四个矩形图形，调整矩形大小和位置，形状填充颜色分别为"水绿色""水绿色，淡色 40%""水绿色，淡色 60%""水绿色，淡色 60%"。

(4) 插入目录文本框占位符，字体为“黑体”，大小为 32，颜色为“深蓝”。插入目录副标题文本框占位符，字体为“微软雅黑”，大小为 20，颜色为“黑色，淡色 35%”，如图 5 - 14。

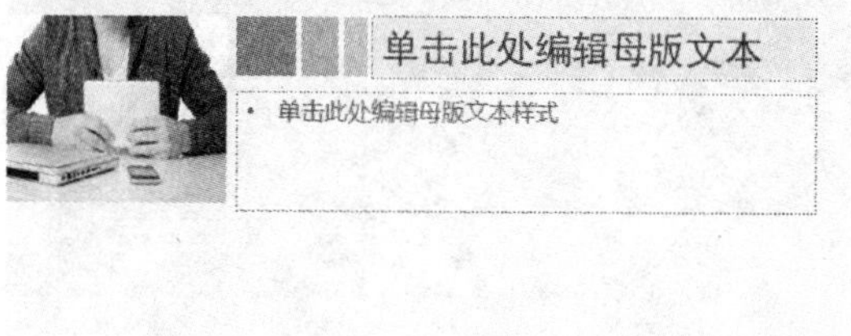

图 5 - 14　幻灯片母版目录页

4. 编辑幻灯片母版内容页，删除幻灯片母版中不需要的版式。

(1) 在幻灯片母版中插入版式，删除标题文本框占位符。

(2) 绘制四个矩形图形，调整矩形大小和位置，形状填充颜色分别为水绿色、水绿色淡色 40%、水绿色淡色 60%，水绿色淡色 80%。

(3) 插入幻灯片母版内容页标题占位符，字体为“黑体”，大小为 32，颜色为“深蓝”。插入内容占位符，字体为“微软雅黑”，大小为 28，颜色为“黑色，淡色 25%”。

(4) 插入“页眉和页脚”，在幻灯片页脚中自动显示当前日期和时间，标题幻灯片中不显示页脚，如图 5 - 15。

(5) 在幻灯片母版中删除不需要的版式。保存演示文稿为“制作 PPT 母版. pptx”，退出 PowerPoint 2010。

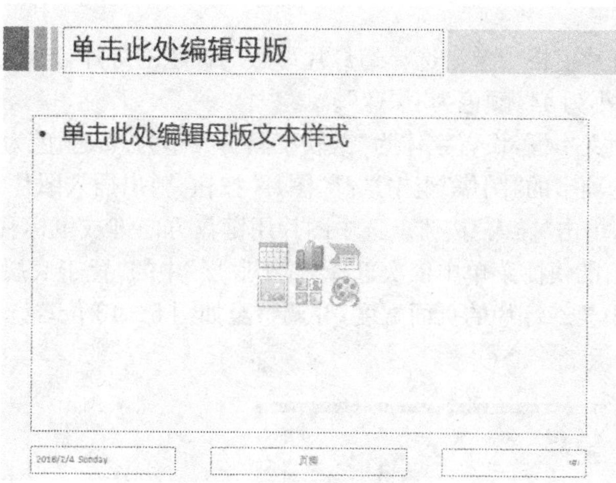

图 5 - 15　幻灯片母版内容页

二、实验步骤

1. 新建 PowerPoint 2010 演示文稿，创建幻灯片母版

操作步骤

(1) 依次选择“开始”“所有程序”“Microsoft Office”“Microsoft PowerPoint 2010”命令，

创建新的演示文稿。

(2) 切换到"视图"选项卡,单击"母版视图"选项组中"幻灯片母版"选项,即可进行幻灯片母版编辑,如图 5-16 所示。

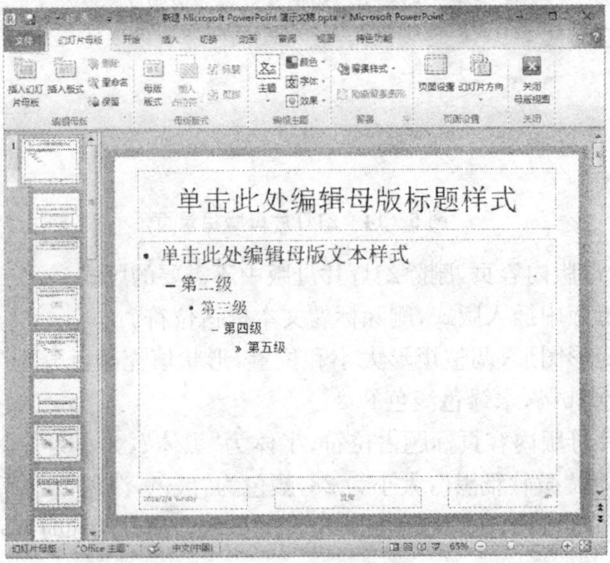

图 5-16 编辑幻灯片母版

2. 编辑幻灯片母版标题页

操作步骤

(1) 在左侧幻灯片窗格中单击选择幻灯片母版的标题幻灯片,选择标题文本框,设置字体为"微软雅黑",大小为 44,颜色为"深蓝"。

(2) 选择副标题文本框,设置字体为"微软雅黑",大小为 32,颜色为"黑色,淡色 35%"。

(3) 在"插入"选项卡的"图像"组中选择"图片"按钮,弹出插入图片对话框,选择要插入的图片,如图 5-17,单击"插入"按钮。选中图片用键盘方向键或鼠标移动图片至幻灯片底部,右击图片,在弹出的快捷菜单中依次选择"置于底层"中的"置于底层"命令,如图 5-18。调整插入图片的大小至幻灯片的页面宽度,并调整至如图 5-13 位置。

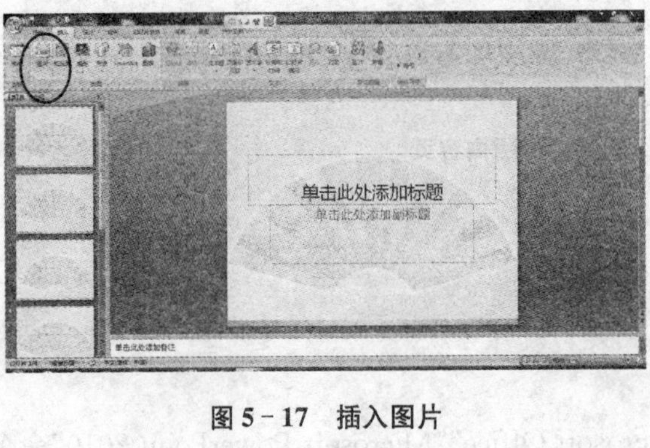

图 5-17 插入图片

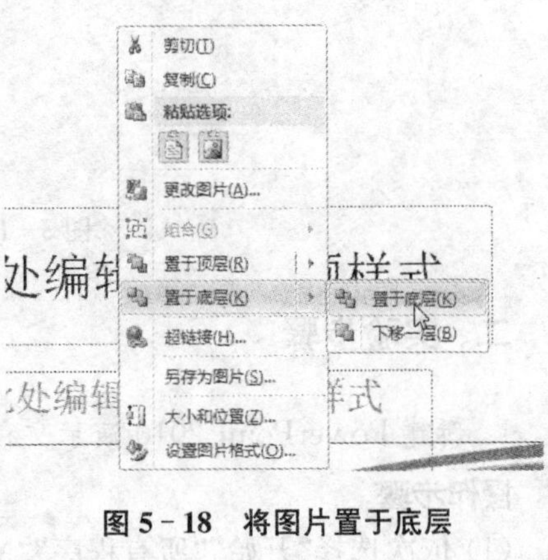

图 5-18 将图片置于底层

(4) 选择标题幻灯片中的标题文本框,用方向键或者鼠标向上移动,在"插入"选项卡的

“插图”组中选择“形状”按钮，在打开的下拉菜单中选择“线条”形状，按住鼠标左键，在幻灯片上拖放至标题和副标题文本框中间，大小合适时释放。双击鼠标选择画好的横线，在“格式”选项卡的“形状样式”组中选择“细线，强调颜色 5”样式，如图 5－19，在“形状轮廓”中，选择“粗细”为 1 磅。

(5) 在标题幻灯片空白处单击鼠标右键，在弹出的快捷菜单中选择“设置背景格式”命令，打开“设置背景格式”对话框，在“填充”组中选中“纯色填充”单选按钮，如图 5－20，在“颜色”下拉列表中选择“水蓝色，淡色 80％”，在“透明度”对话框中输入 80％，单击“全部应用”和“关闭”按钮。标题幻灯片效果如图 5－13。

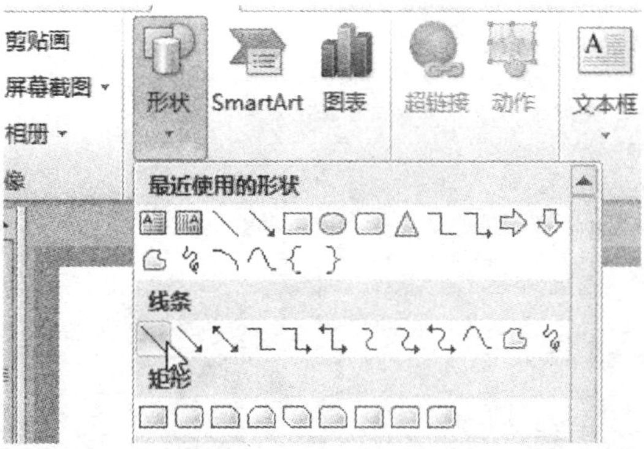

图 5－19　插入形状

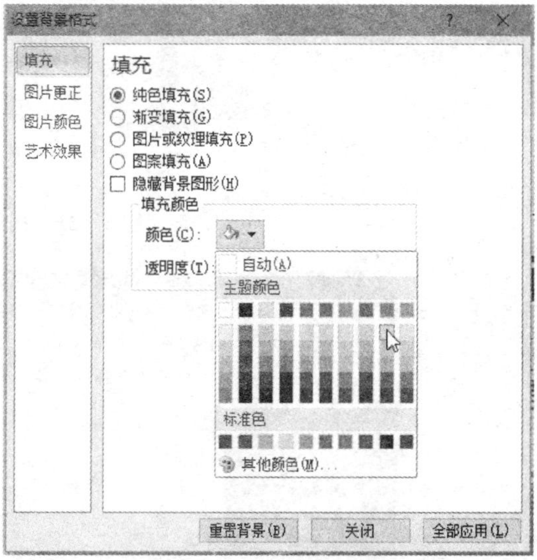

图 5－20　设置背景颜色

3. 编辑幻灯片母板目录页

操作步骤

(1) 鼠标右键单击左侧幻灯片窗格中标题幻灯片，在弹出的快捷菜单中选择“插入版式”，选择标题文本框占位符，按 Del 键删除文本框。

(2) 在“插入”选项卡的“图像”组中选择“图片”按钮，弹出插入图片对话框，选择要插入的图片，单击“插入”按钮插入图片，将图片移至幻灯片中部最左侧的位置。

(3) 在“插入”选项卡的“插图”组中选择“形状”按钮，在打开的下拉菜单中选择“矩形”形状，按住鼠标左键，在幻灯片上拖放至大小合适时释放，依次画出四个矩形。调整矩形的大小和在幻灯片中的位置，如图 5－14。鼠标左键双击矩形，在“格式”选项卡的“形状样式”组中选择“形状填充”按钮，分别在下拉列表中将四个矩形设置填充颜色为 “水绿色”“水绿色，淡色 40％”“水绿色，淡色 60％”“水绿色，淡色 60％”，在“形状轮廓”中将四个矩形设置为“无轮廓”。

(4) 单击“幻灯片母版”选项卡“模板版式”组中“插入占位符”按钮，在下拉列表中选择“文本”，如图 5－21；按住鼠标左键，沿着幻灯片蓝色矩形框拖放，至大小合适时释放；在“开始”选项卡“段落”组中单击“项目符号”按钮，取消项目符号，选择二至五级列表，按 Del 键删除，如图 5－22；设置字体为“黑体”，大小为 32，颜色为“深蓝”；在四个矩形图案下方插入目录副标题文本框占位符，字体为“微软雅黑”，大小为 20，颜色为“黑色，淡色 35％”。

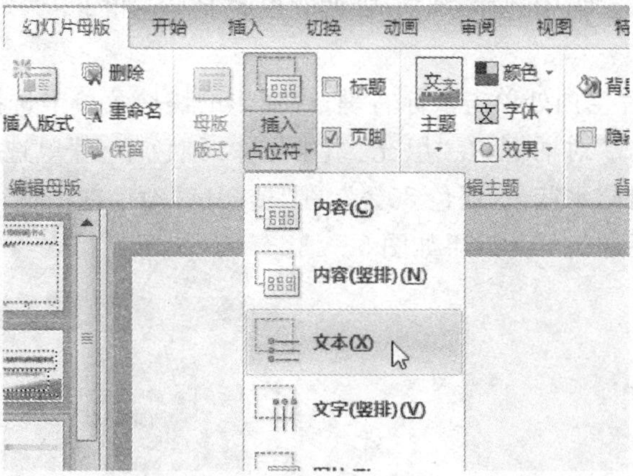

图 5－21　插入占位符文本框

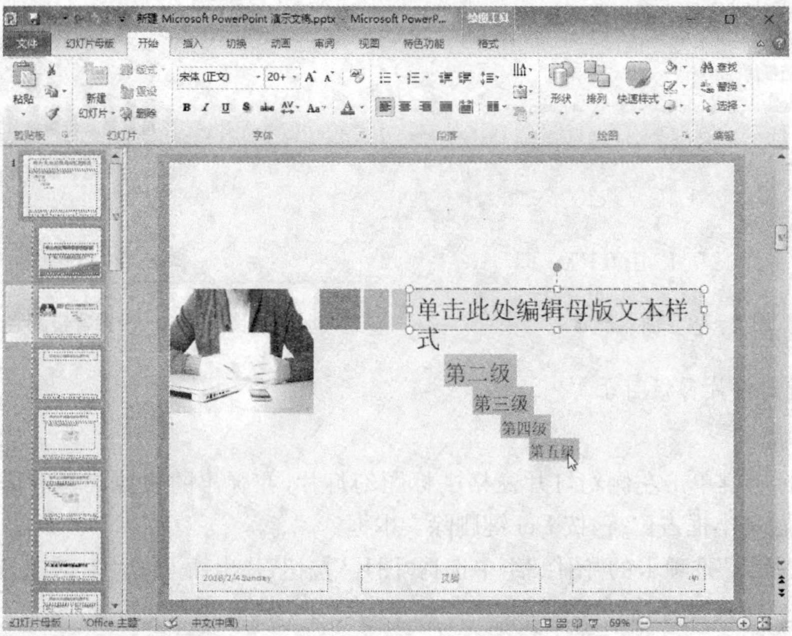

图 5－22　编辑占位符文本框

4. 编辑幻灯片母版内容页，删除幻灯片母版中不需要的版式

操作步骤

（1）鼠标右键单击左侧幻灯片窗格中标题幻灯片，在弹出的快捷菜单中选择“插入版式”，选择标题文本框占位符，按 Del 键删除文本框。在幻灯片母版中插入版式，删除标题文本框占位符。

（2）按照第 3 步中的方法绘制四个矩形图形，如图 5－15；调整矩形大小和位置，形状填充颜色依次为“水绿色”“水绿色淡色 40％”“水绿色淡色 60％”“水绿色淡色 80％”。在“形状轮廓”中将四个矩形设置为“无轮廓”。

(3) 按照图 5－15 的位置，插入幻灯片母版内容页标题文本占位符，设置字体为“黑体”，大小为 32，颜色为“深蓝”。插入内容文本占位符，字体为“微软雅黑”，大小为 28，颜色为“黑色，淡色 25%”。

(4) 单击“插入”选项卡“文本”选项组“页眉和页脚”按钮，在“页眉和页脚”对话框中勾选“日期和时间”，选择“自动更新”，勾选“标题幻灯片中不显示”，单击“全部应用”按钮，如图 5－23。选择幻灯片母版目录页，在“幻灯片母版”选项卡“模板版式”选项组中取消“页脚”对话框的勾选，如图 5－24。

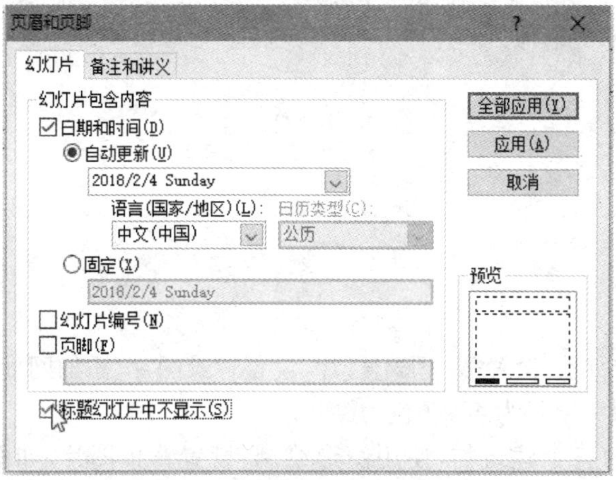

图 5－23 设置页眉和页脚

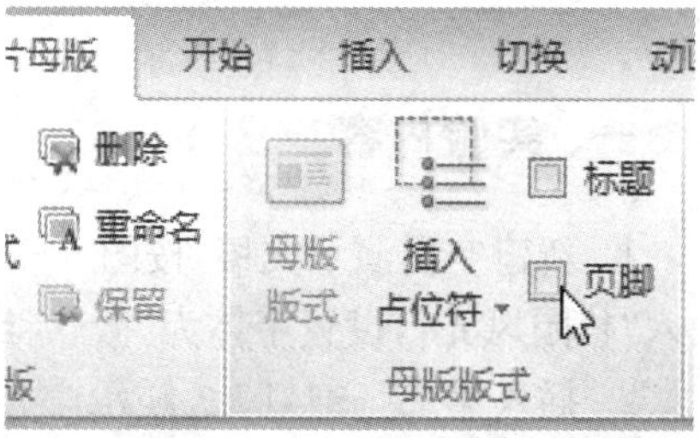

图 5－24 母版版式中取消页脚

(5) 在左侧幻灯片窗格中，用鼠标右键单击一个不需要的幻灯片版式，在弹出的快捷菜单中选择“删除版式”，重复此动作，删除幻灯片模板中不需要的其他版式。保存演示文稿为“制作 PPT 母版. pptx”，退出 PowerPoint 2010。

任务三 校园风景展示

实验目的

1. 掌握图片背景的设置方式、背景音乐的插入方法；
2. 练习图形的绘制及其文本的输入；
3. 掌握超链接的设置方法；
4. 学会设置各种对象的动画效果；
5. 能在幻灯片中插入编号和各种动作按钮。

一、实验内容

1. 新建空白演示文稿，按图 5－25 所示，设置第一张幻灯片，设置背景图片，添加网址，输入“校园风光”，设置字体为“微软雅黑”，字号为 48，颜色为深蓝。

2. 插入第二张幻灯片，展示学校的各个建筑物，使用图形绘制；设置背景图片，如图 5－26 所示。

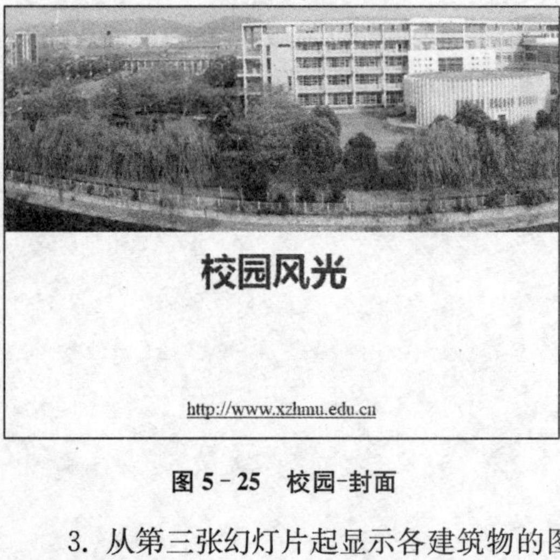

图 5－25 校园-封面

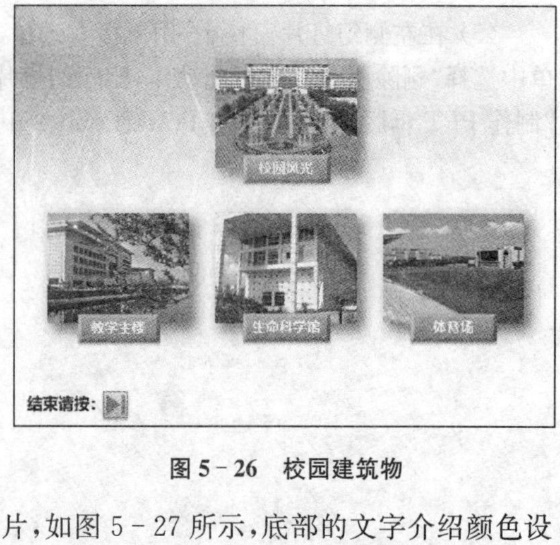

图 5－26 校园建筑物

3. 从第三张幻灯片起显示各建筑物的图片，如图 5－27 所示，底部的文字介绍颜色设置为“深蓝色”。

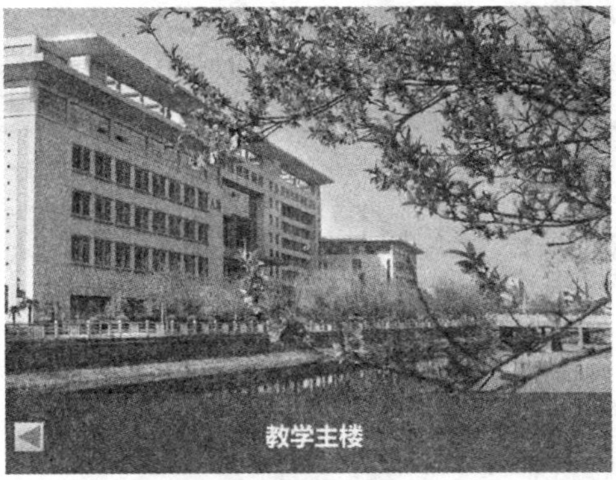

图 5 - 27　校园-教学楼图

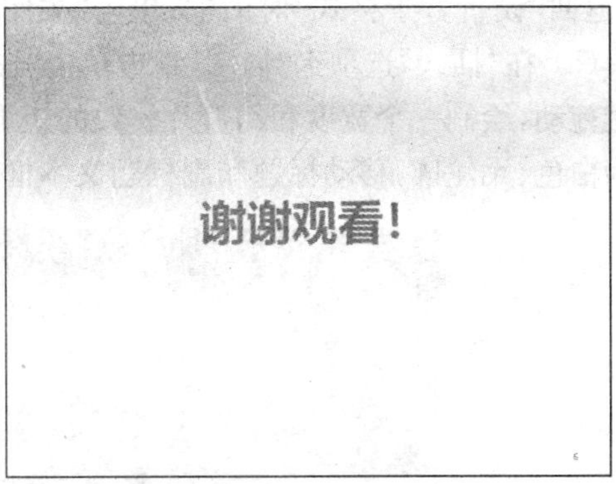

图 5 - 28　校园-结束页

4. 创建超链接:第一张幻灯片上的网址链接到相应主页;第二张幻灯片的建筑物名称链接到建筑物的图片所在的起始幻灯片。

5. 在第一张幻灯片上插入背景音乐,设置为循环播放,直到幻灯片放映结束。

6. 设置第一张幻灯片中"校园风光"的动画效果为:出现,"从上一项之后开始" 时启动。

7. 在每张幻灯片的右下角加上幻灯片编号。

8. 添加动作按钮:分别在第二张幻灯片上添加"结束"按钮和"结束请按:"文本框,在第三张、第四张和第五张幻灯片上添加"上一张"按钮。

9. 添加最后一张幻灯片,插入水平文本框并输入"谢谢观看",设置字号为 80 磅、加粗倾斜、蓝色,如图 5 - 28 所示。保存演示文稿为"校园风光. pptx",退出 PowerPoint 2010。

二、实验步骤

1. 设置第一张幻灯片

操作步骤

(1) 启动 PowerPoint 2010 后,创建一个空的演示文稿,版式默认为"标题幻灯片"。

(2) 在标题文本框中输入"校园风光",选中文本框,在"开始"选项卡中将字体设置为"微软雅黑",字号设置为 48 磅,加粗,颜色设置为深蓝色。

(3) 在副标题文本框,输入网址"http://www. xzhmu. edu. cn/",设置字号为 24 磅,颜色为深蓝色。

(4) 设置首页背景图。在"设计"选项卡"背景"组中单击"背景样式"按钮,在下拉菜单中选择"设置背景格式"命令,打开"设置背景格式"对话框,如图 5 - 29 所示。在"填充"组中选中"图片或纹理填充"单选按钮,在"插入自"下方单击"文件"按钮,在打开的"插入图片"对话框中选择"pic03. jpg",单击"插入"按

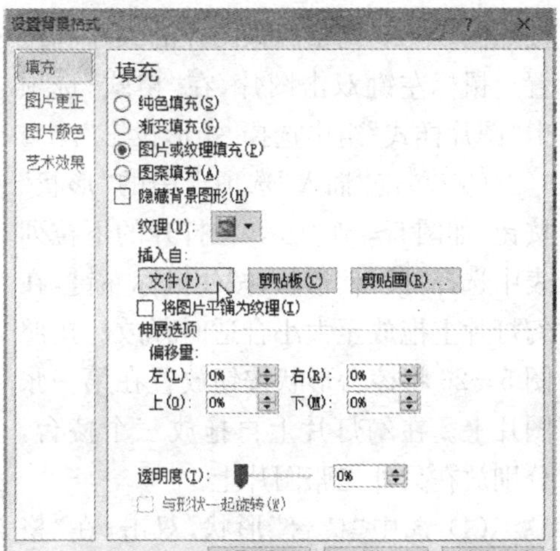

图 5 - 29　"设置背景格式"对话框

钮；返回“设置背景格式”对话框，单击“关闭”按钮。

(5) 在“插入”选项卡“插图”组中单击“形状”按钮，在下拉菜单中选择“矩形”，按住鼠标左键拖动，绘制一个宽度和幻灯片一致的矩形，将矩形设置为“下移一层”，设计矩形填充颜色为白色、无轮廓，移动标题和副标题文本框的位置，结果如图 5－30 所示。

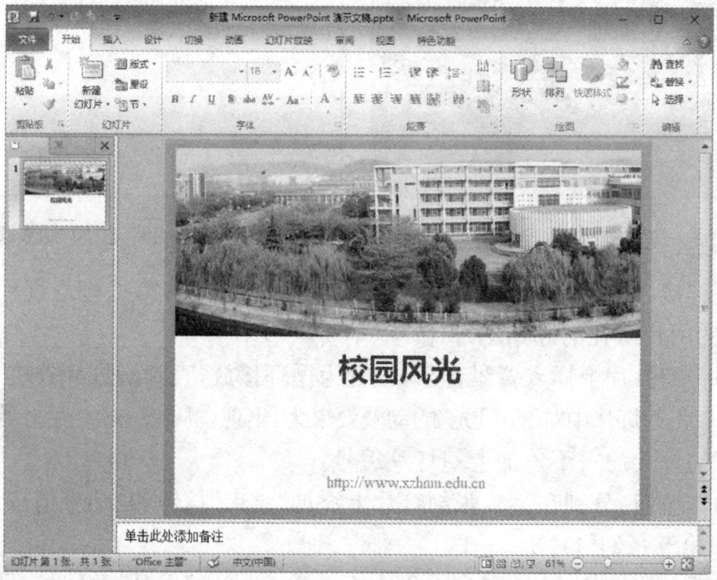

图 5－30　背景效果图

2. 设置第二张幻灯片

操作步骤

(1) 在左窗格幻灯片区，右击，在弹出的快捷菜单中选择“新建幻灯片”命令，插入一张新的标题幻灯片。

(2) 单击“插入”选项卡中“图片”按钮，插入校园风景 pic04～07 四张图片，按照图 5－26 调整四张图片的大小和位置。鼠标左键双击图片，在“格式”选项卡“图片样式”组中选择“矩形投影”。

(3) 单击“插入”选项卡中的“形状”按钮，如图 5－31 所示，在打开的下拉列表中选择“棱台”形状，按住鼠标左键，在幻灯片上拖放至大小合适时释放。按照图 5－26 将棱台形状按钮放置在第一张图片上。在幻灯片上再拖放三个棱台，分别放在另外三张图片上。

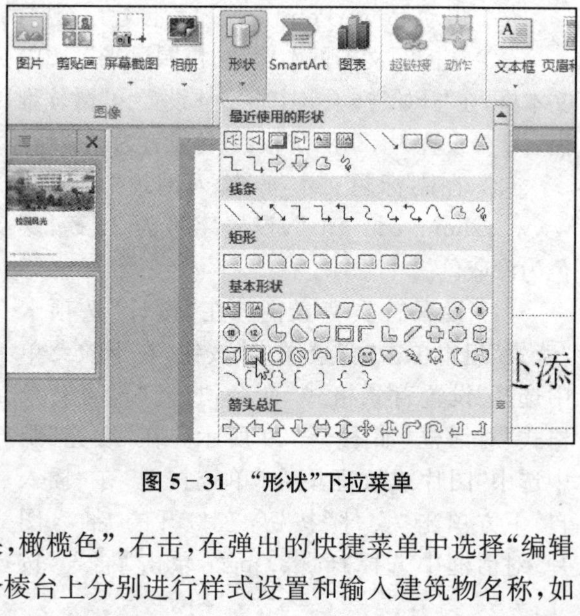

图 5－31　“形状”下拉菜单

(4) 选中“棱台”形状，双击，在“格式”选项卡“形状样式”组中选择“强烈效果，橄榄色”，右击，在弹出的快捷菜单中选择“编辑文字”命令，输入“校园风光”。在另外三个棱台上分别进行样式设置和输入建筑物名称，如

图 5-32 所示。

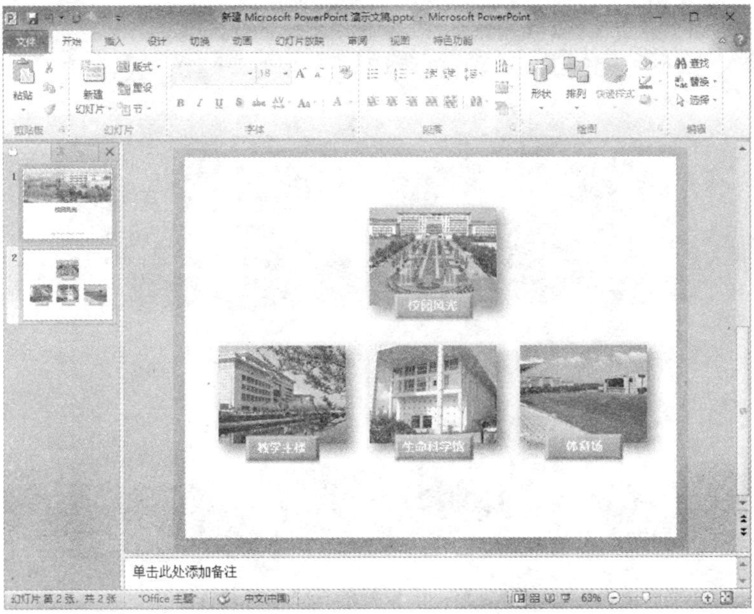

图 5-32　添加后的效果图

(5) 右击幻灯片空白处，在弹出的快捷菜单中选择“设置背景格式”命令，打开“设置背景格式”对话框，设置“pic08.jpg”图片为背景图片。

3. 添加并设置第 3～5 张幻灯片

操作步骤

(1) 在左窗格幻灯片区，右击，在弹出的快捷菜单中选择“新建幻灯片”命令。

(2) 单击“插入”选项卡中的“图片”按钮，打开“插入图片”对话框，插入教学楼的风景图片，调整图片的大小，使其充满这个幻灯片。

(3) 在“插入”选项卡“插图”组中单击“形状”按钮，在下拉菜单中选择“矩形”，按住鼠标左键拖动，绘制一个宽度和幻灯片一致的矩形，设置矩形填充颜色为深蓝色、无轮廓，选中矩形单击鼠标右键，在快捷菜单中选择“设置形状格式”命令，在弹出对话框中设置透明度为 15%。

(4) 单击“插入”选项卡中的“文本框”按钮，在下拉菜单中选择“水平文本框”命令，在幻灯片上单击后，输入“教学主楼”，设置其字体为“微软雅黑”，字号为 28 号，加粗颜色为白色，居中显示。

重复上述两步骤，分别插入生命科学馆和体育场的风景图片并分别插入文本框并输入“生命科学馆”和“体育场”，如图 5-33 所示。

4. 创建超链接

操作步骤

(1) 选中第一张幻灯片，选中网址所在的文本框，单击“插入”选项卡中的“超链接”按钮。打开“插入超链接”对话框，如图 5-34 所示，在“地址”组合框中输入 URL 网址“http://www.xzhmu.edu.cn/”，然后单击“确定”按钮。

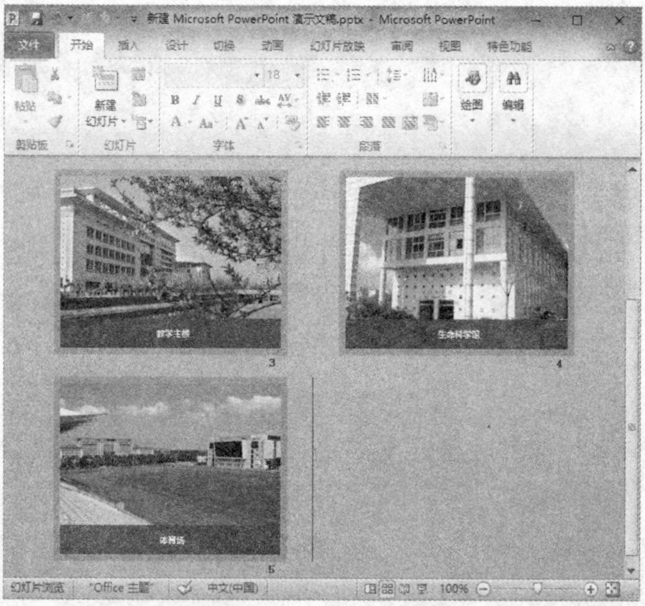

图 5 - 33　设置好的三张幻灯片

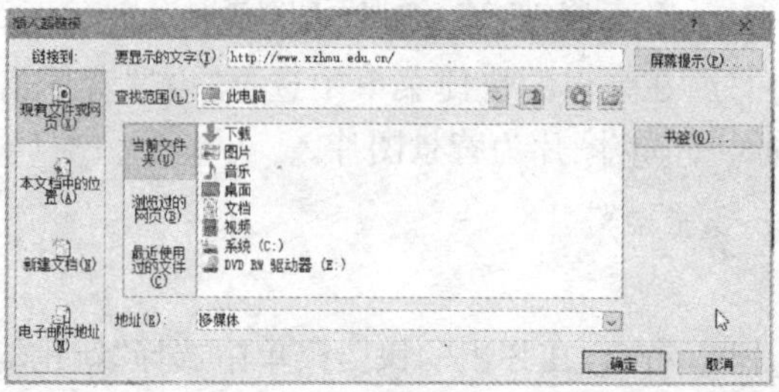

图 5 - 34　“插入超链接”对话框

(2) 选中第二张幻灯片，选中“教学主楼”所在的棱台，在“插入”选项卡中单击“超链接”按钮。在“插入超链接”对话框中，单击“链接到”下的“本文档中的位置”选项，在“请选择文档中的位置”列表框中，选中第三张幻灯片，然后单击“确定”按钮，如图 5 - 35 所示。

(3) 同样方法，将“生命科学馆”所在的棱台链接到第四张幻灯片，“体育场”所在的棱台链接到第五张幻灯片，

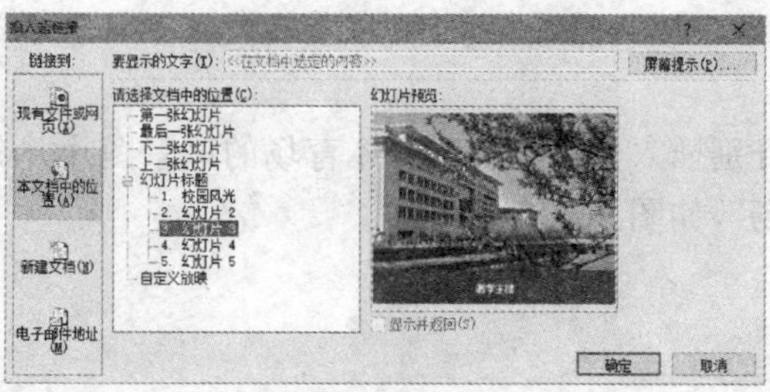

图 5 - 35　链接到本文档中的位置

5. 在第一张幻灯片上插入背景音乐

操作步骤

(1) 选中第一张幻灯片，单击“插入”选项卡“媒体”组中的“音频”按钮，在下拉菜单中选择“文件中的音频”命令，如图 5－36 所示。

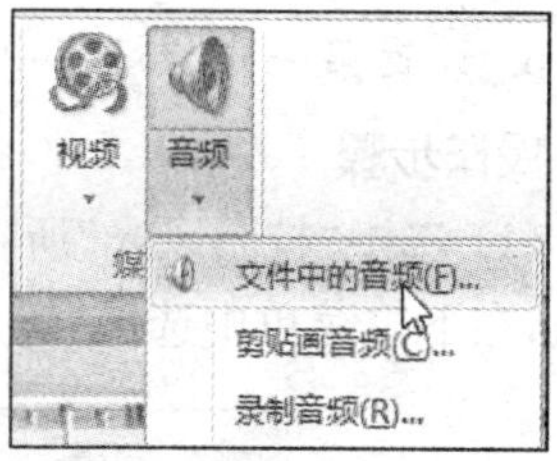

图 5－36　“音频”下拉菜单

(2) 在弹出的“插入音频”对话框中，选择素材文件夹中的“bgm. mp3”，单击“插入”按钮，结果如图 5－37 所示。

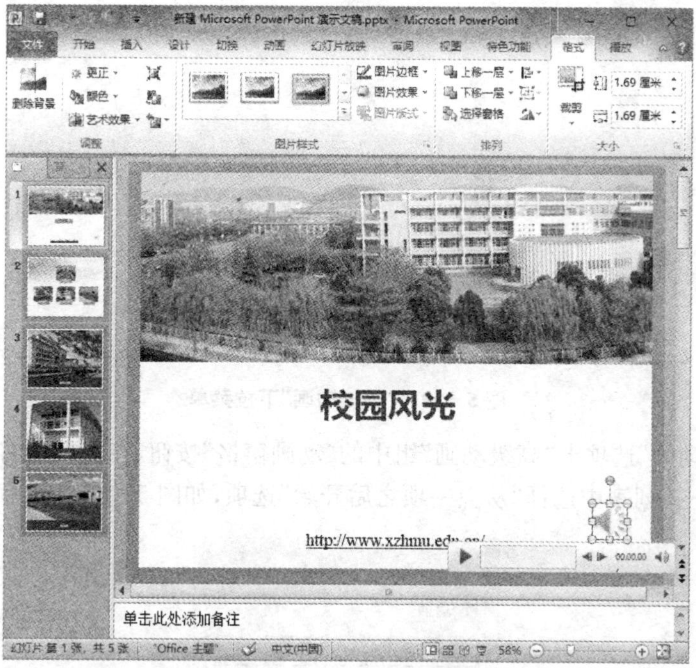

图 5－37　插入音频

(3) 单击小喇叭，在“播放”选项卡中选中“循环播放，直到停止”复选框，如图 5－38 所示。

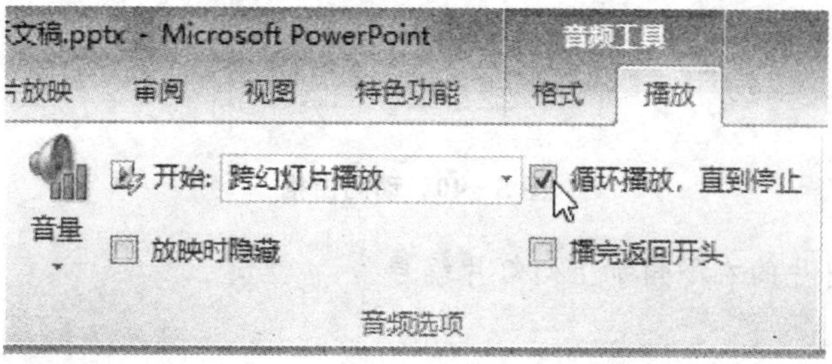

图 5－38　“播放”选项卡

6. 设置第一张幻灯片中“校园风光”的动画效果

操作步骤

(1) 选中“校园风光”所在的文本框,单击“动画”选项卡“高级动画”组中的“添加动画”按钮,在下拉菜单中选择“进入”组中的“缩放”命令,如图 5-39 所示。

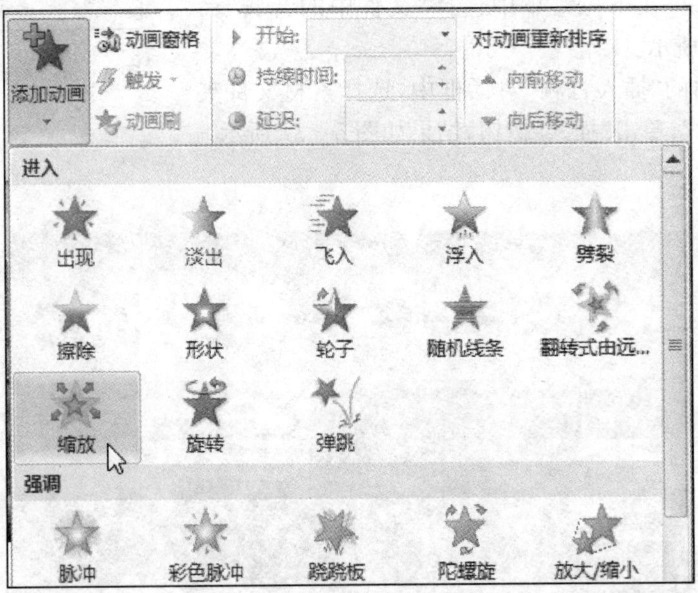

图 5-39 “添加动画”下拉菜单

(2) 单击“动画”选项卡“高级动画”组中的“动画窗格”按钮,在窗口的右侧打开“动画窗格”,在上面的下拉列表中选择“从上一项之后开始”选项,如图 5-40 所示。

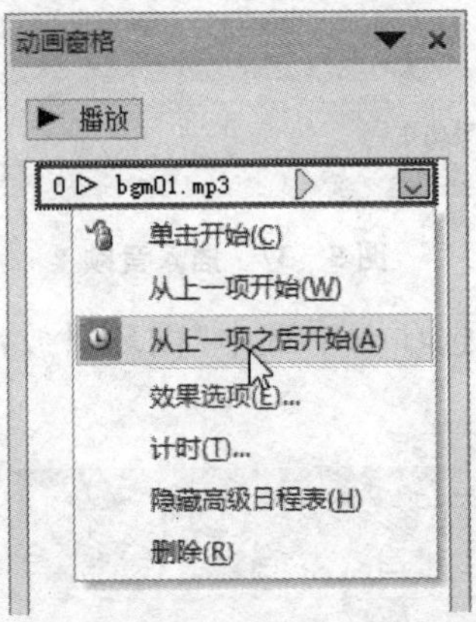

图 5-40 动画窗格

7. 在每张幻灯片的右下角加上幻灯片编号

操作步骤

(1) 单击“插入”选项卡“文本”组中的“页眉和页脚”按钮,打开“页眉和页脚”对话框。

(2) 在“幻灯片”选项卡中,选中“幻灯片编号”复选框,单击“全部应用”按钮。

8. 添加动作按钮

操作步骤

(1) 选中第二张幻灯片,插入水平文本框,输入"结束请按:",设置字体为"微软雅黑",字号为20、加粗、深蓝色。

(2) 单击"插入"选项卡中的"形状"按钮,在打开的下拉菜单中选择"动作按钮"组中的"结束"选项,在第二张幻灯片上按住鼠标左键绘制出一个按钮,松开鼠标时弹出"动作设置"对话框,在"超链接到"下拉列表中选择"结束放映",如图5-41所示,单击"确定"按钮。设置结束按钮形状样式为"细微效果,蓝色",调整其大小和位置。

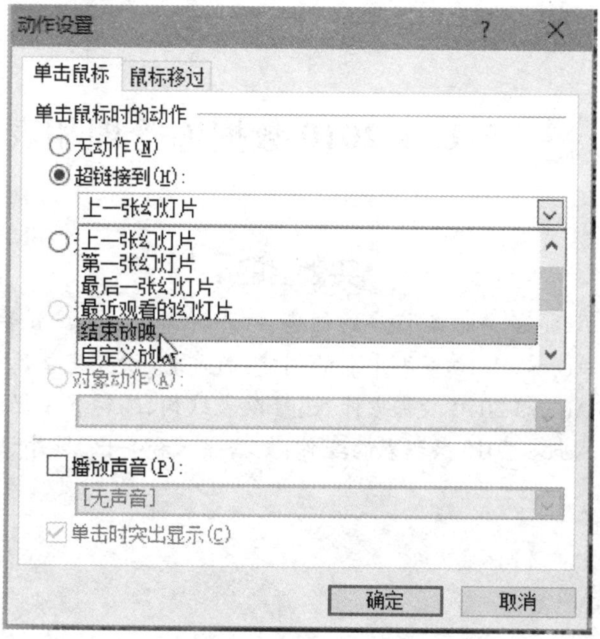

图5-41 "动作设置"对话框

(3) 选中第三张幻灯片,单击"插入"选项卡中的"形状"按钮,在打开的下拉菜单中选择"动作按钮"组中的"后退或前一项"选项,在幻灯片的左下角绘制一个动作按钮,松开鼠标时弹出"动作设置"对话框,在"超链接到"下拉列表中选择"上一张幻灯片",然后按Ctrl+C组合键,复制该动作按钮。

(4) 分别选中第四张和第五张幻灯片,按Ctrl+V组合键,粘贴动作按钮。

9. 添加最后一张幻灯片,保存演示文稿

操作步骤

(1) 插入第六张幻灯片,版式为"空白",插入水平文本框,输入"谢谢观看",字体为"微软雅黑",字号80磅、加粗倾斜、蓝色,设置背景图片为pic08.jpg。

(2) 打开"文件"选项卡,单击"另存为"按钮,打开"另存为"对话框,在"文件名"组合框中输入演示文稿的文件名为"校园风光"。

(3) 单击PowerPoint窗口的"关闭"按钮。

实验6 Access 2010 数据库

【微信扫码】
相关资源

任务一 Access 2010 数据库管理和表设计

实验目的

1. 掌握 Access 2010 数据库的创建、打开、关闭、参数设置等方法；

2. 掌握 Access 2010 数据中表的创建：新建表、设置完整性约束的方法；

3. 掌握 Access 2010 数据表修改：修改表结构、编辑表中记录的方法；

4. 熟悉 Access 2010 数据表的操作：数据导入和导出、排序记录、筛选记录等方法。

一、实验内容

1. 创建 Access 2010 空白数据库“医院挂号.accdb”。

2. 按照表 6-1、表 6-2 所示，分别创建数据表“部门”表、“挂号信息”表，并设置表的完整性约束。

表 6-1　部门信息表结构

字段名称	字段类型(长度)	字段说明
部门编号	文本(20)	设置为主键
部门名称	文本(40)	
上级部门编号	文本(20)	
备注	文本(255)	

表 6－2 挂号信息表结构

字段名称	字段类型(长度)	字段说明
就诊编号	文本(20)	设置为主键
姓名	文本(20)	
性别	文本(4)	
出生日期	日期/时间	
体重	数字(单精度)	计量单位 kg
籍贯	文本(20)	
挂号科室编号	文本(20)	外键

3. 按照表 6－3 所示，录入数据到数据库相应的表中。

表 6－3 部门信息表

部门编号	部门名称	上级部门编号	备注
D001	江东第一人民医院		
D001001	骨科	D001	
D001002	呼吸内科	D001	
D001003	口腔科	D001	
D001004	泌尿外科	D001	
D001005	皮肤性病科	D001	
D001006	普外科	D001	
D001007	神经内科	D001	
D001008	神经外科	D001	
D001009	肾脏内科	D001	
D001010	消化内科	D001	
D001011	心内科	D001	
D001012	眼科	D001	
D001013	中医科	D001	

4. 将素材文件夹下的文件“数据.txt”导入到数据库表“挂号信息”表中，并将“部门”表导出为 Excel 文件。

5. 对“挂号信息”表数据按照挂号科室编号进行排序。

6. 对“挂号信息”表进行数据筛选。

二、实验步骤

1. 创建 Access 2010 数据库

操作步骤

(1) 启动 Access 2010，选择新建“空白数据库”。

(2) 将新建的数据库保存为“医院挂号.accdb”，如图 6－1 所示。

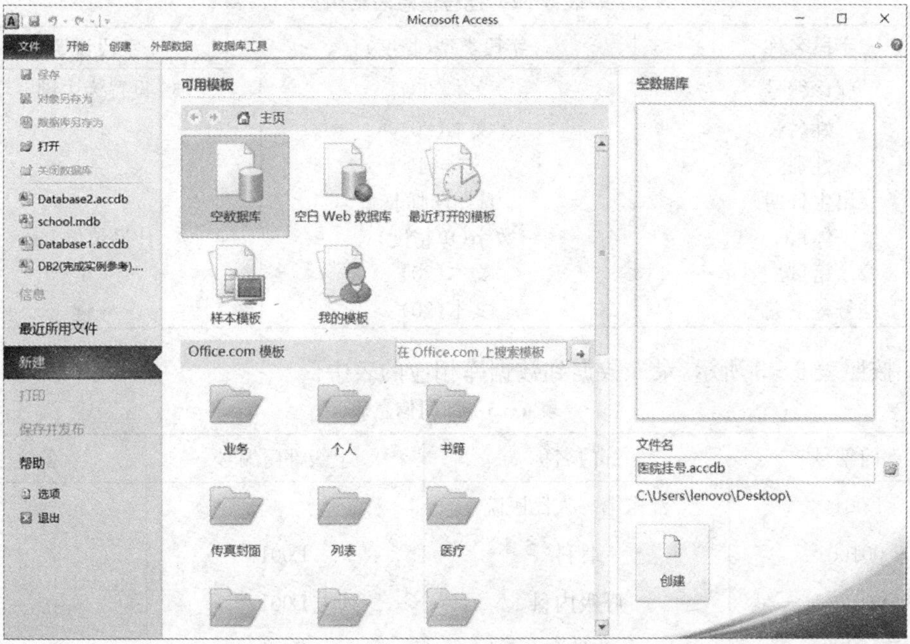

图 6-1 创建数据库

2. 创建 Access 2010 数据表

操作步骤

(1) 选择“创建”选项卡中的“表格”组，单击“表设计”，打开表设计器，然后根据表 6-1 要求，输入字段名称并选择数据类型和字段长度，如图 6-2 所示。

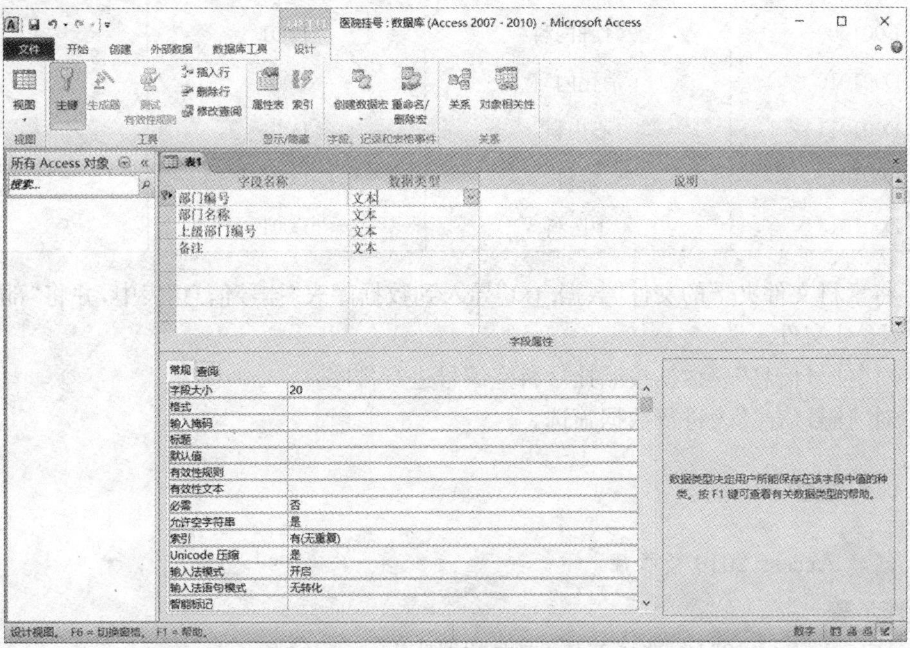

图 6-2 定义“部门”表结构

(2) 选择"部门编号"行，在表格工具的"工具"组中单击主键，将部门编号设置为主键。

(3) 单击保存按钮，将该表保存，并设置表名为"部门"，如图 6－3 所示。

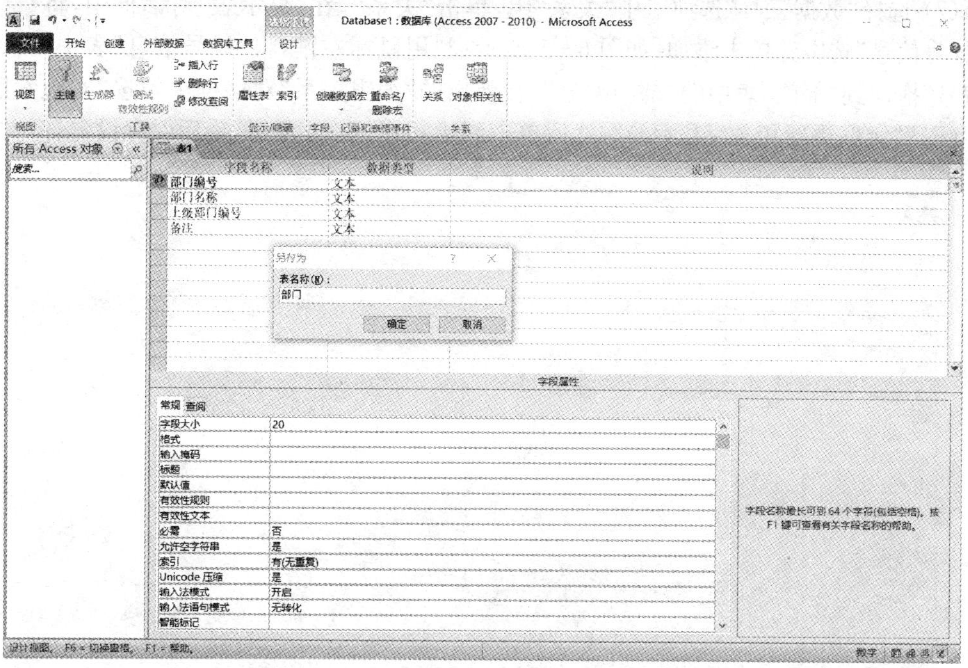

图 6－3　保存表

(4) 选择"创建"选项卡中的"表格"组，单击"表设计"，打开表设计器，然后根据表 6－2 要求，输入字段名称并选择数据类型和字段长度，如图 6－4 所示。

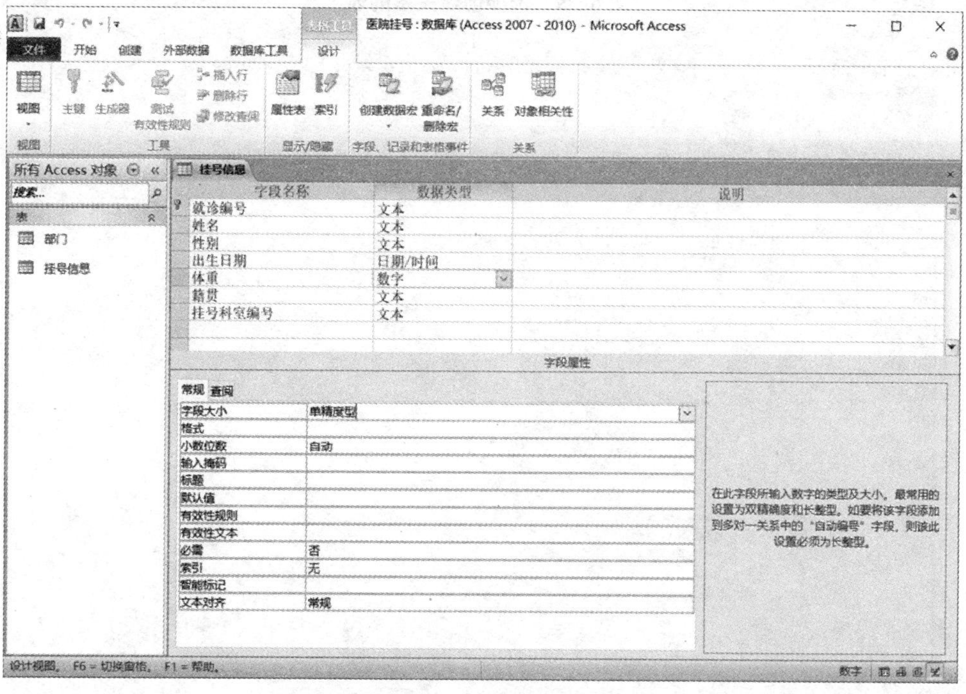

图 6－4　定义"挂号信息"表结构

(5) 选择"就诊编号"行,在表格工具的"工具"组中单击主键,将就诊编号设置为主键。

(6) 单击保存按钮,将该表保存,并设置表名为"挂号信息"。

(7) 选择"数据工具"选项卡中"关系"组,单击"关系",在"显示表"对话框中,将"部门"和"挂号信息"选中并单击添加,如图 6-5 所示;利用鼠标左键,将"挂号信息"表中"就诊科室编号"拖动到"部门"表中的"部门编号",在弹出的"编辑关系"对话框中勾选"实施参照完整性(E)""级联更新相关字段(U)",然后单击创建,如图 6-6 所示,最后保存设置。

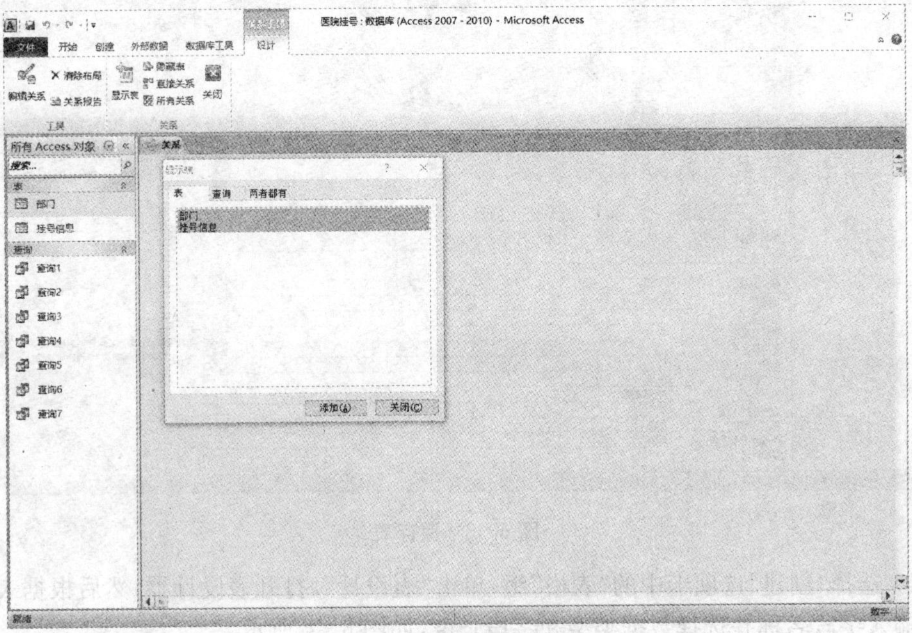

图 6-5 选择创建关系的表

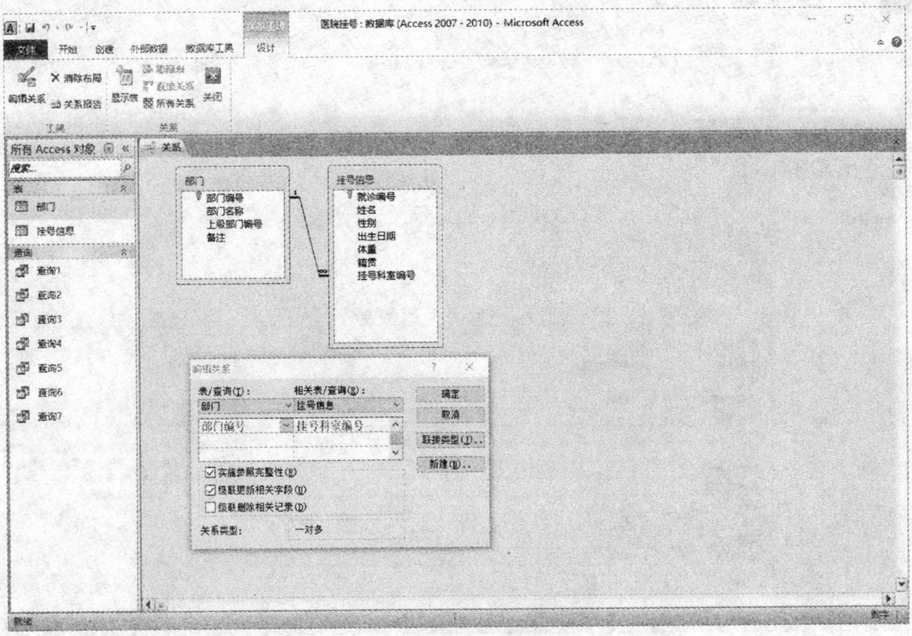

图 6-6 编辑关系

3. 编辑 Access 2010 数据表记录

操作步骤

（1）双击如图 6－7 所示的左侧对象列表中的“部门”，打开图 6－7 右侧所示窗口，即可进行数据录入。录入一行数据后，只要光标离开本行，系统就会自动保存刚刚编辑的这一行数据。

（2）将表 6－3 中数据逐行录入到图 6－7 打开的“部门”表中。

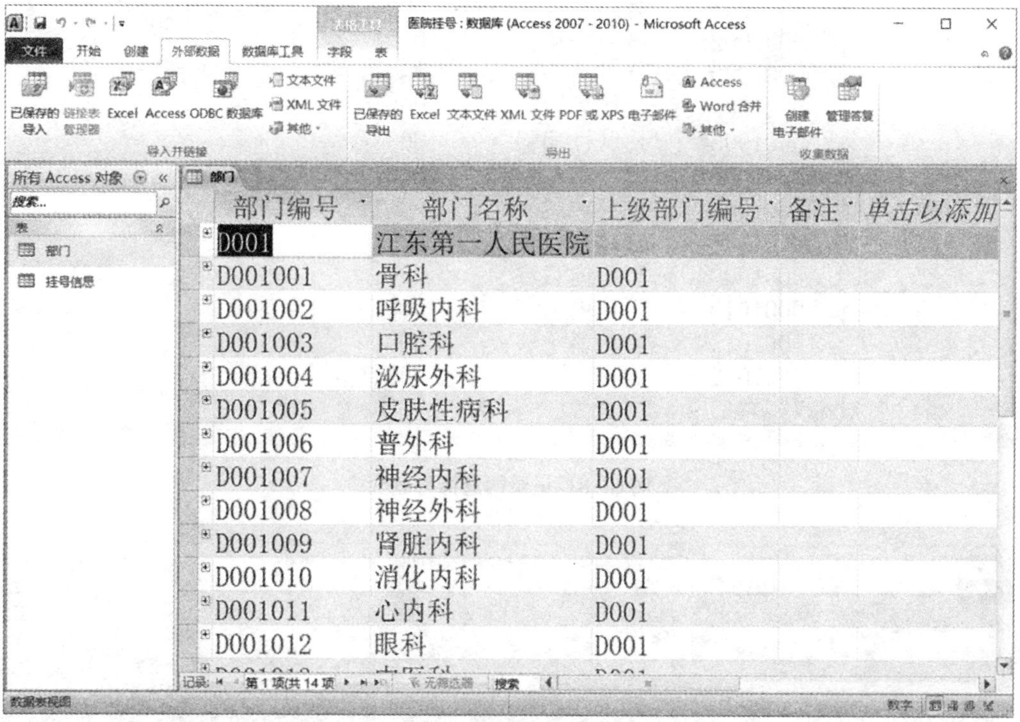

图 6－7 编辑表中记录

（3）单击需要编辑的数据所在单元格，即可进行选中单元格数据的编辑。

（4）在数据库的表中，选中需要删除的行，如图 6－8 所示，按下 Delete 键即可删除该行数据。删除记录还可以用其他方法：选择记录后右键单击，在弹出的快捷菜单中选择“删除记录”命令，如图 6－9 所示。

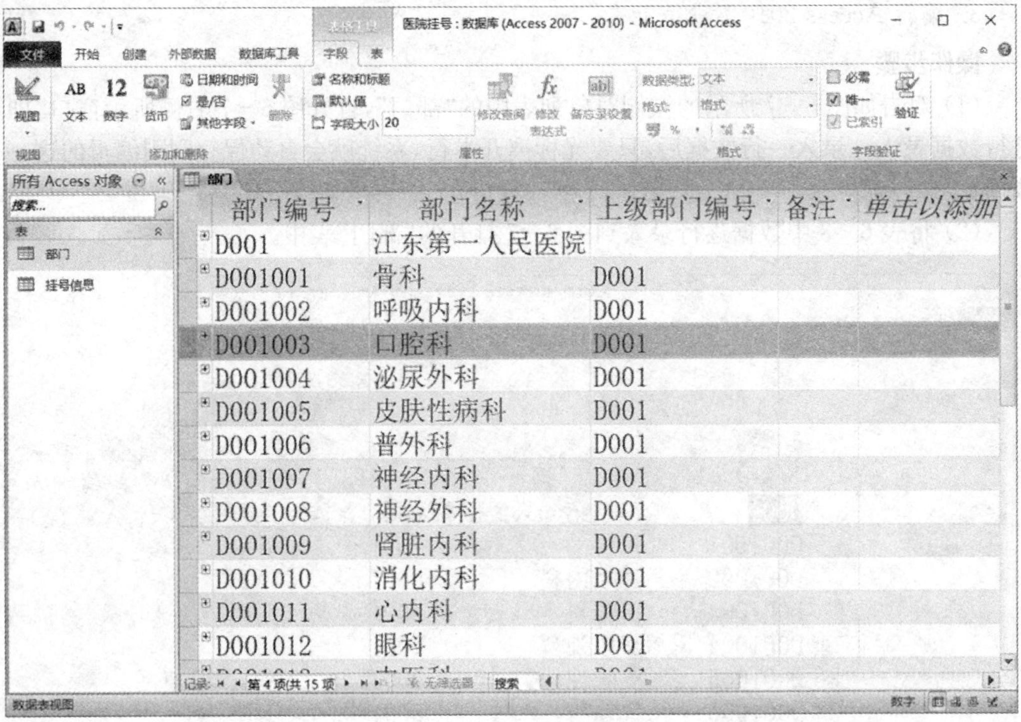

图 6-8　记录的选择与删除

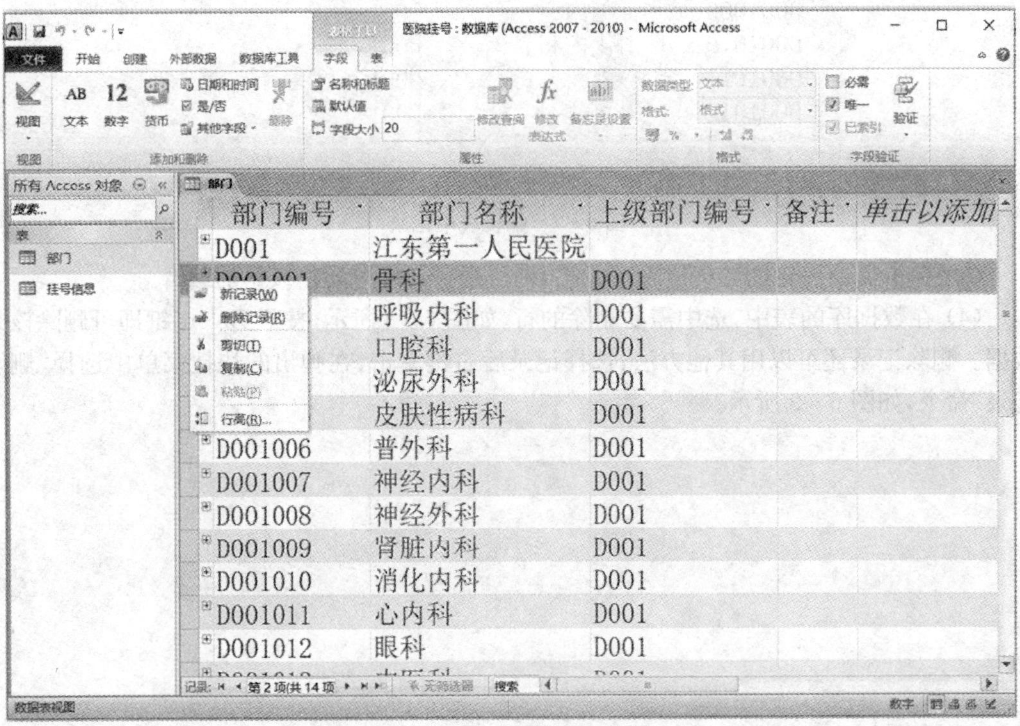

图 6-9　记录的删除(快捷键)

4. Access 2010 中数据导入与导出

操作步骤

Access 2010 提供了数据导入和导出功能，用于与外部数据文件和其他数据库进行数据交换。

(1) 数据导入

选择"外部数据"选项卡中的"导入并链接"组，单击"文本文件"按钮，在打开的"选择数据源和目标"对话中，选择本实验素材文件夹下的"数据. txt"并选择"向表中追加一份记录副本"，在其右侧列表框中选择"挂号信息"，如图 6－10 所示；然后单击确定，在如图 6－11 所示的对话框中，选择"带分隔符"，然后单击"下一步"；在如图 6－12 所示的对话框，选择"逗号""第一行包含字段名称"，然后单击"下一步"；出现如图 6－13 所示的对话框，然后单击"完成"。

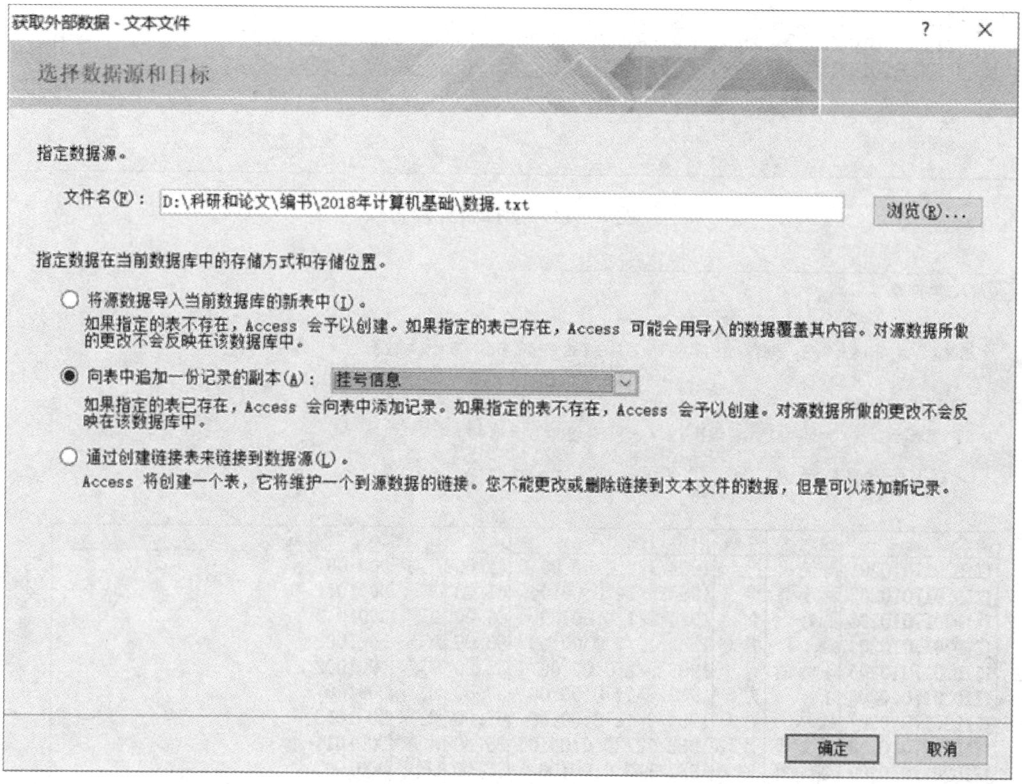

图 6－10　选择数据源和目标

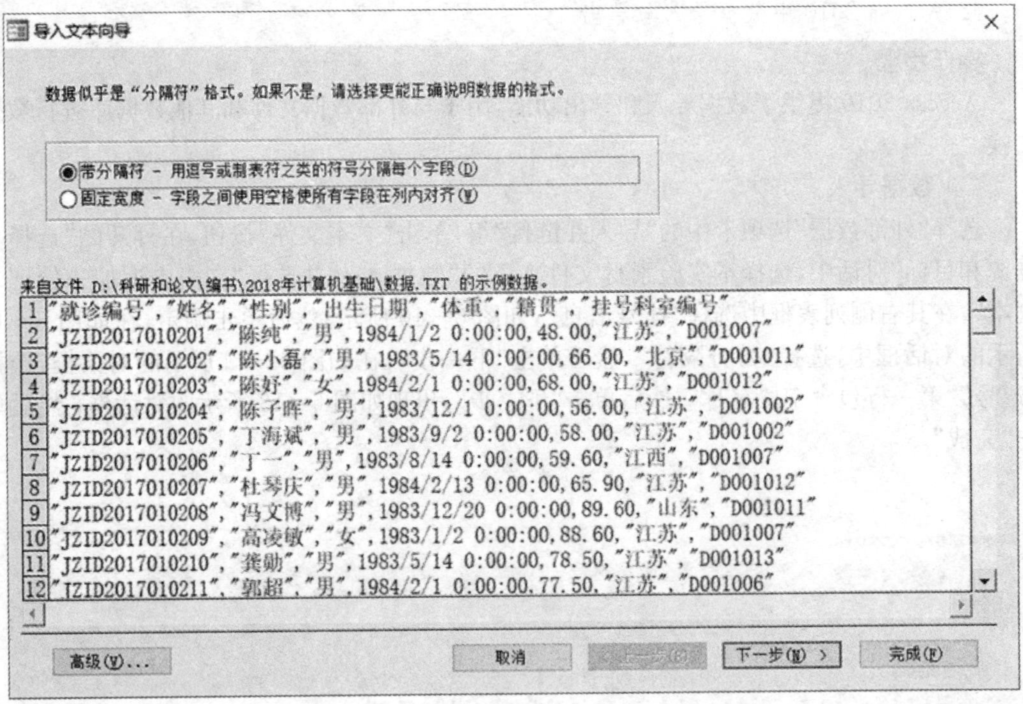

图 6-11　选择带分隔符

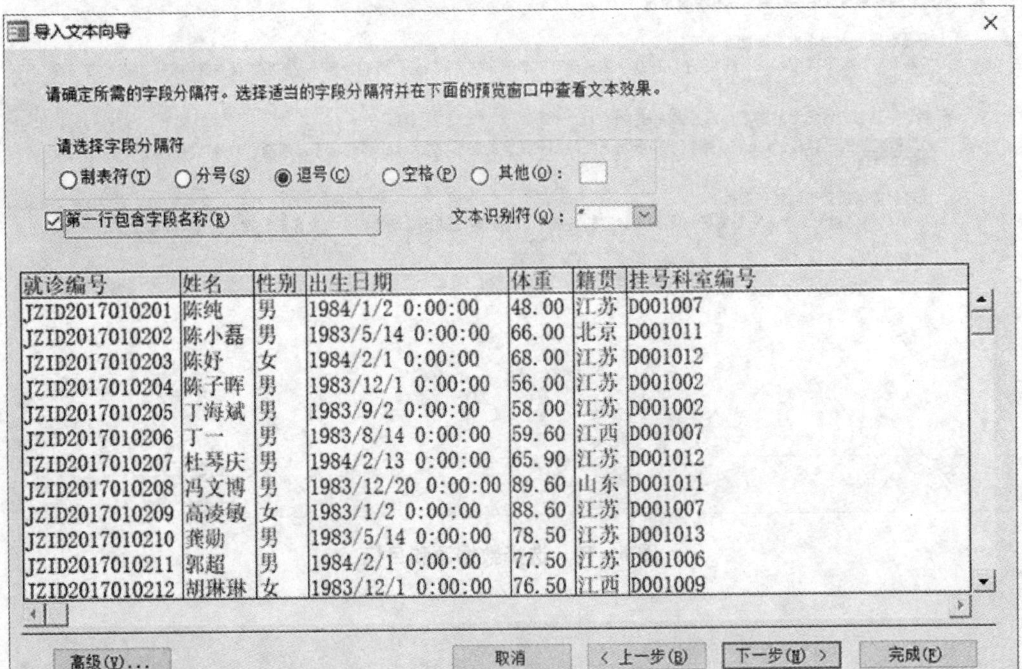

图 6-12　选择逗号分隔符、第一行包含字段名称

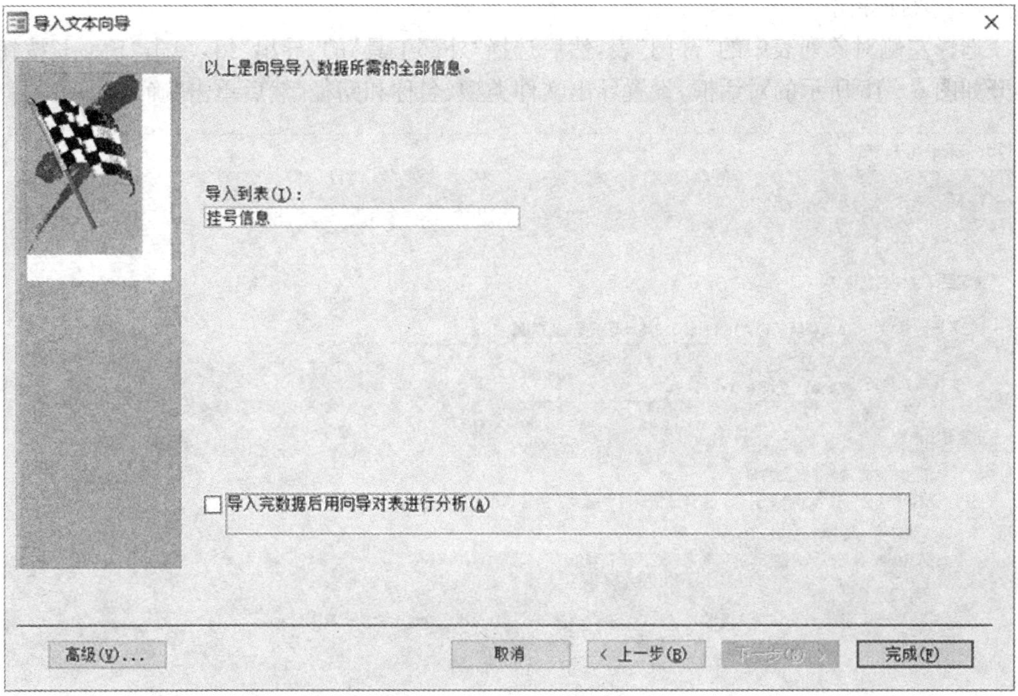

图 6－13　数据导入完成

完成导入数据后，双击数据库中表“挂号信息”，查看导入数据，表中记录如图 6－14 所示。

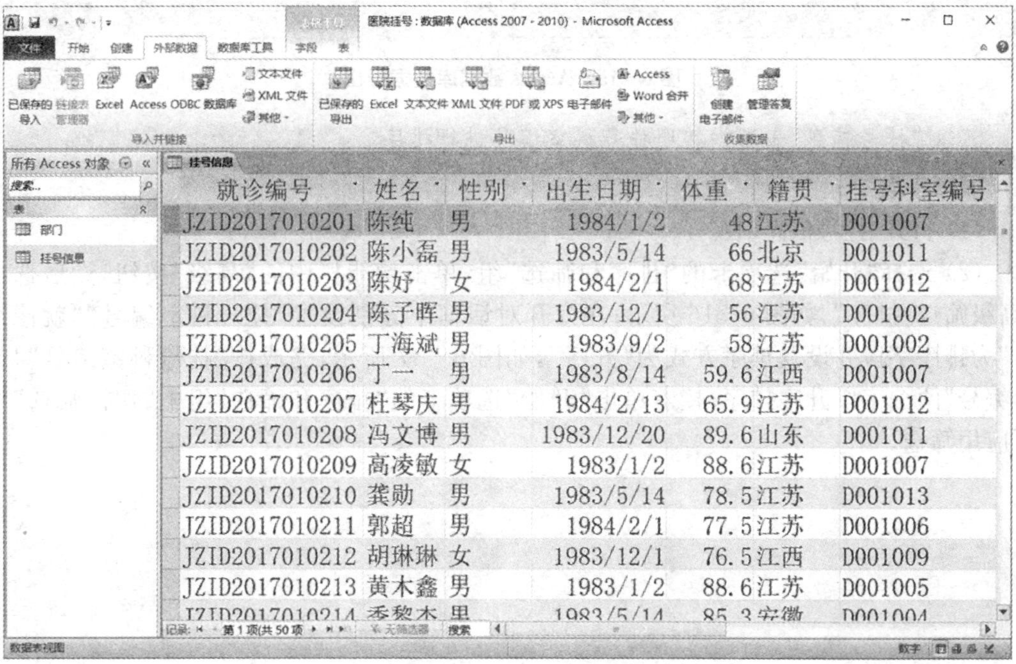

图 6－14　导入数据后的挂号信息表中记录

(2) 数据导出

选择左侧对象列表中的“部门”表，然后选择“外部工具”的“导出”组，单击“Excel”按钮，打开如图 6-15 所示的对话框，设置导出文件类型、名称和路径，然后单击“确定”即可。

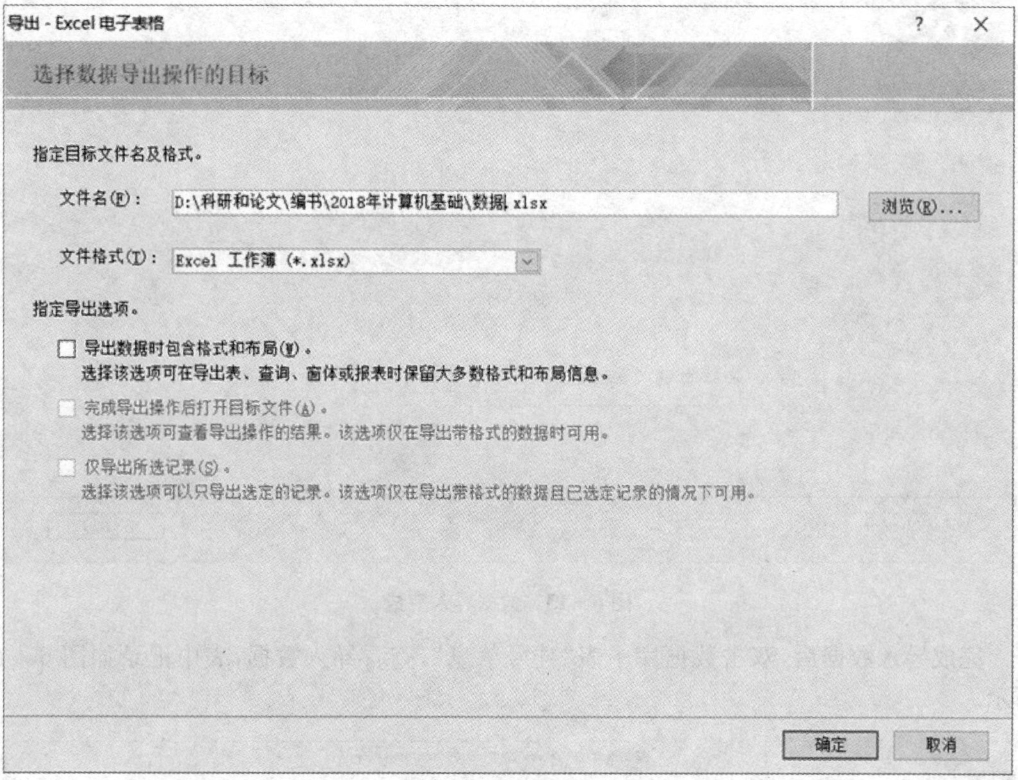

图 6-15 Access 数据库数据导出

5. 对“挂号信息”表数据按照挂号科室编号进行排序

操作步骤

(1) 打开“挂号信息”表。

(2) 选择“开始”选项卡的“排序和筛选”组，单击功能栏中的“高级”按钮，然后选择“高级筛选/排序”，如图 6-16 所示；在打开对话框中分别设置“挂号科室编号”“就诊编号”为排序字段并设置排序方式为“升序”，如图 6-17 所示，完成按“挂号科室编号”“就诊编号”两个字段升序排序；接着单击“开始”选项卡的“排序和筛选”组中“切换筛选”即可应用筛选。

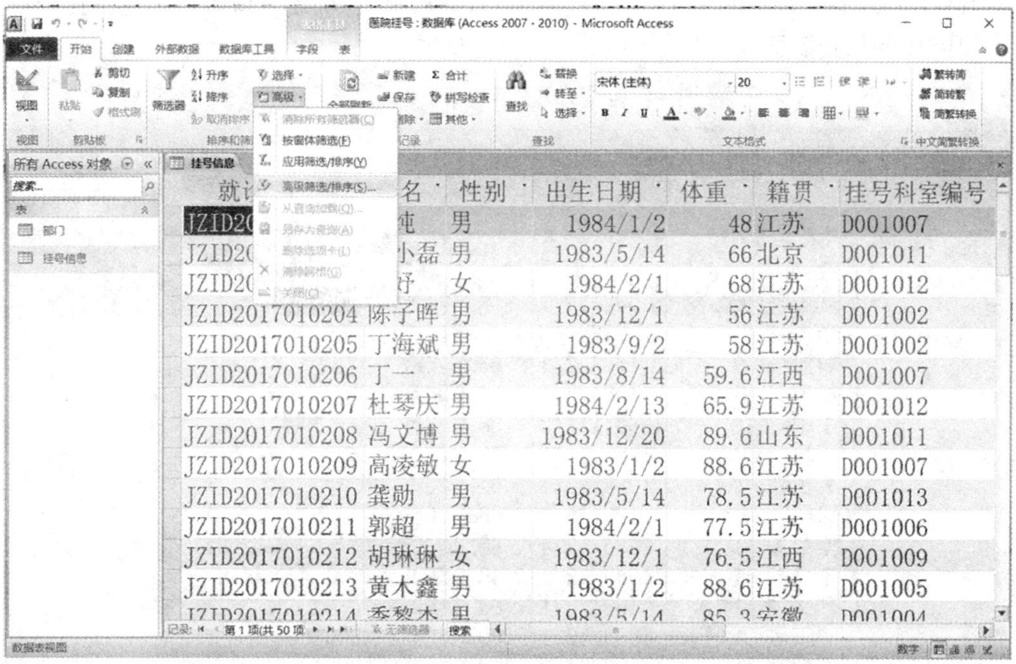

图 6-16　高级筛选/排序功能

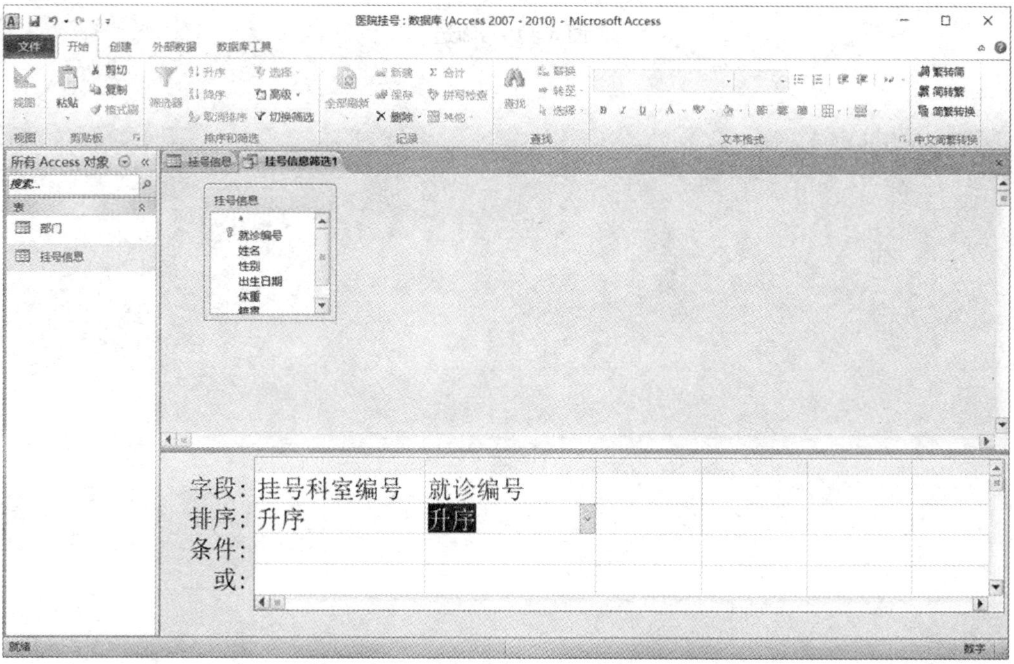

图 6-17　高级筛选/排序功能中排序的设置

6. 对“挂号信息”表进行数据筛选

操作步骤

打开“挂号信息”表，选择“挂号科室编号”。选择“开始”选项卡的“排序和筛选”组，单击

"筛选器",仅仅选择"D001001",如图 6－18 所示,然后单击"确定",就可以筛选出挂号科室为 D001001 的挂号信息。

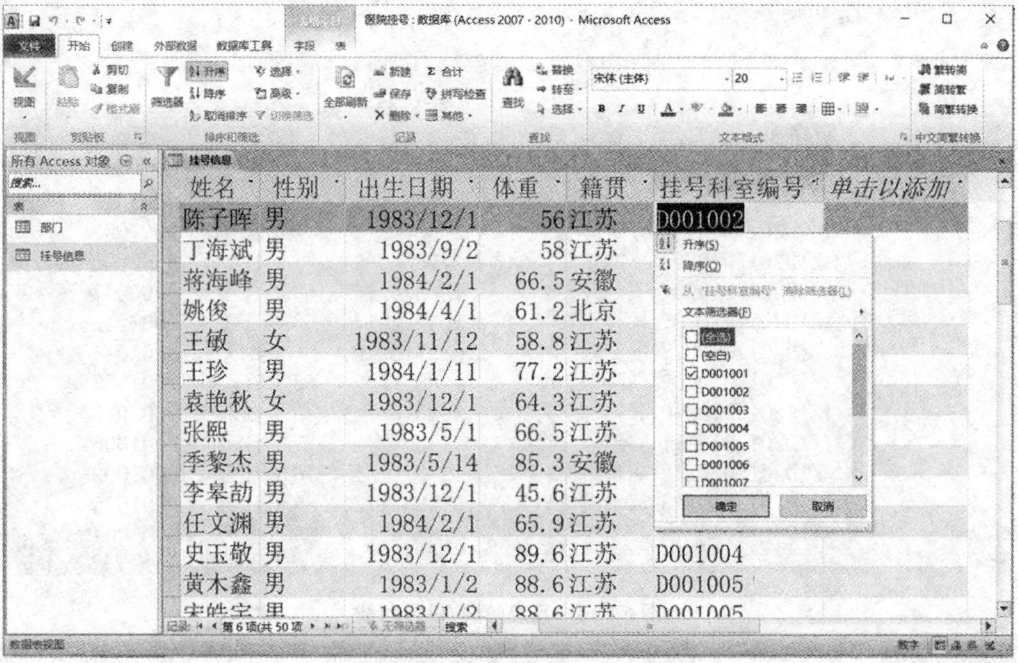

图 6－18　筛选

任务二 Access 2010 查询及 SQL 语句使用

实验目的

1. 掌握 Access 2010 查询的创建及查询设计器的使用方法；
2. 掌握 Access 2010 查询条件的设置方法；
3. 掌握 Access 2010 汇总查询的方法；
4. 了解 SQL 中数据查询语句。

一、实验内容

通过数据库“医院挂号. accdb”，利用查询设计器完成下列操作。

1. 查询全体就诊患者的编号、姓名、接诊科室编号。
2. 查询江苏省患者的姓名、出生日期、年龄，并给相应的列取名为“年龄”。
3. 查询江苏、安徽、浙江三省患者的姓名、性别和籍贯，结果按籍贯降序、性别升序排序。
4. 查询所有姓王的患者基本信息。
5. 查询每个科室的就诊患者总人数，要求显示接诊科室编号、就诊人数。
6. 查询就诊患者的姓名、性别、籍贯、接诊科室编号和科室名称。
7. 利用 SQL 语句查询安徽和浙江患者的基本信息。

二、实验步骤

实验准备：打开素材文件夹下的“医院挂号. accdb”数据库，单击“创建”选项卡，在“查询”组中单击“查询向导”，弹出“新建查询”对话框，如图 6-19、图 6-20 所示。

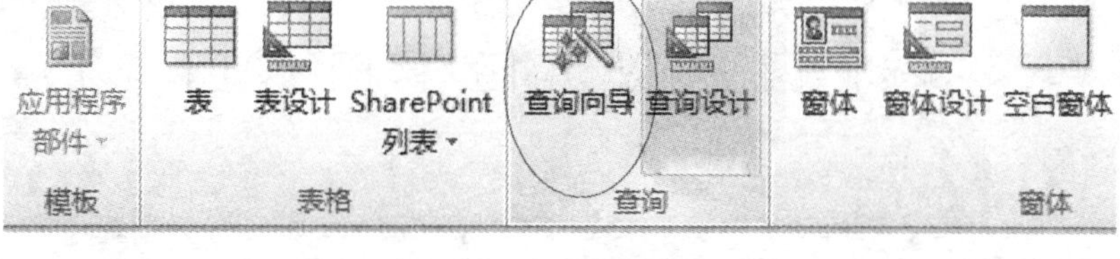

图 6-19 “创建”窗口界面

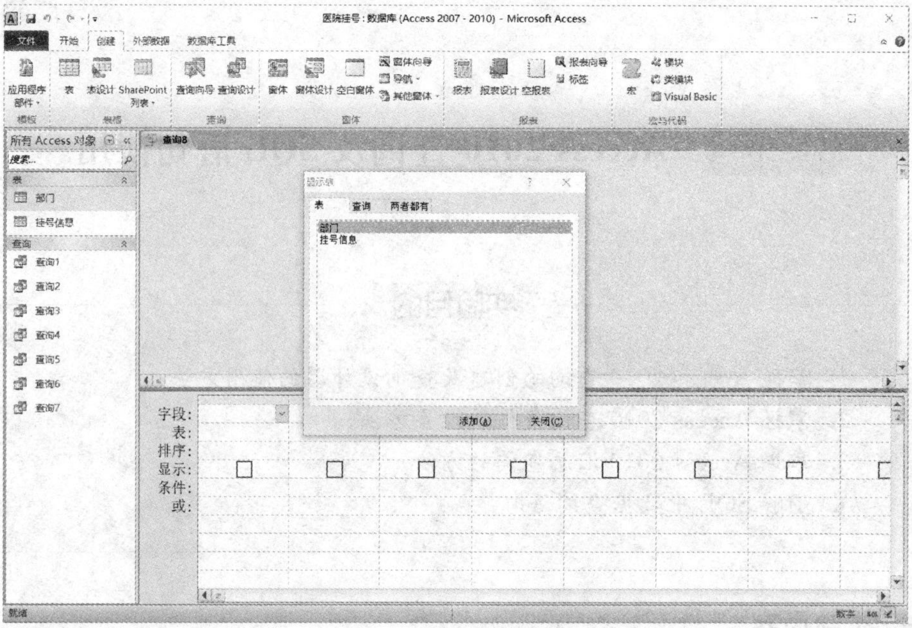

图 6－20 打开查询设计器(选择表)

Access 的查询设计器窗口分上下两个部分,如图 6－21 所示:上部为查询的数据来源表窗口,Access 用一个包含所有字段名称的小窗口来表示一张表;下部则是查询设计网格窗口,用于设置需要查询字段、字段来源表、排序、是否显示、筛选条件等。在完成字段选择、条件设置等后,就可以单击查询工具的运行来查看执行效果,如图 6－22 所示;也可以通过切换视图来查看查询结果,如图 6－23 所示。

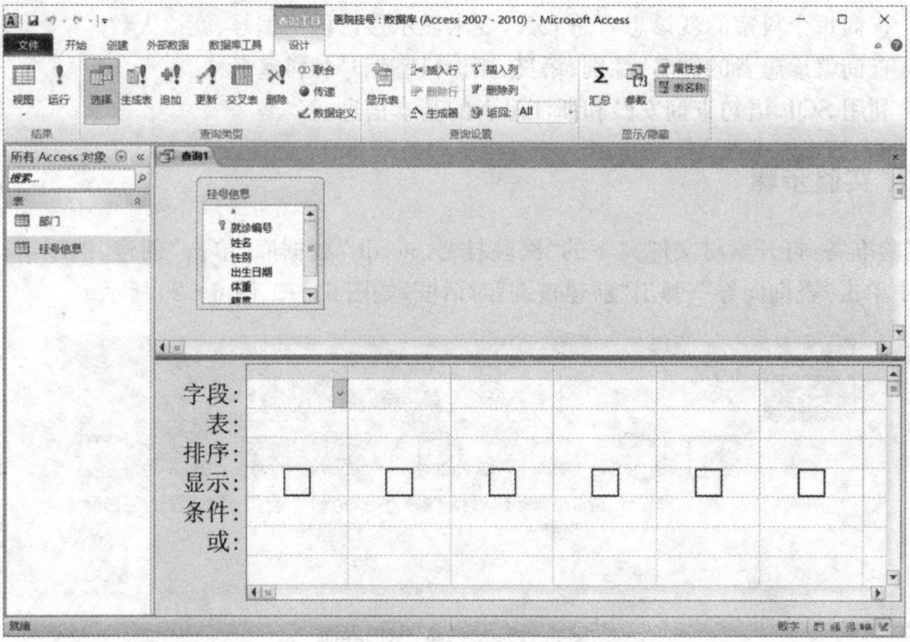

图 6－21 查询设计器构成

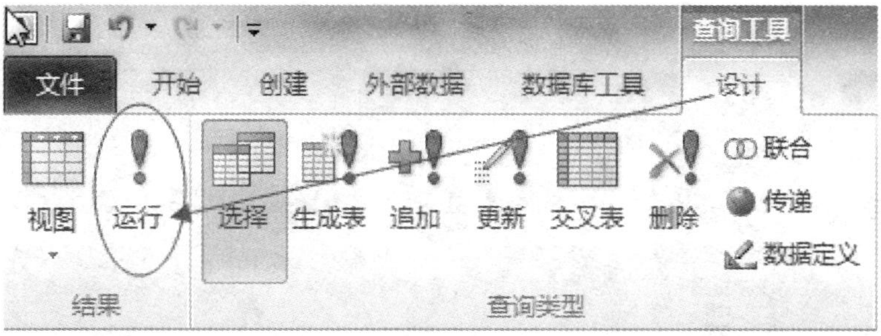

图 6－22　运行查询

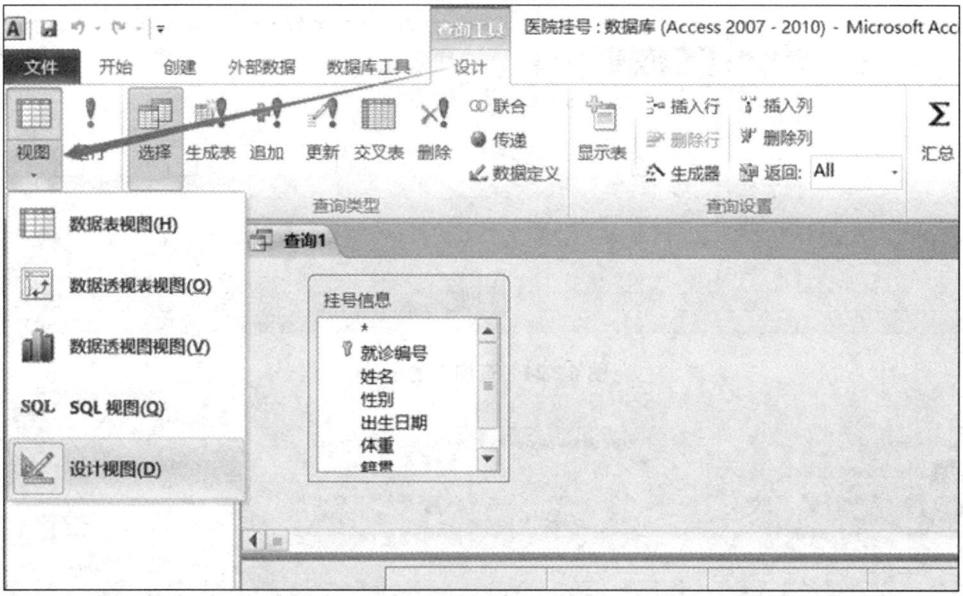

图 6－23　查询设计器的视图切换

1. 查询全体就诊患者的编号、姓名、接诊科室编号

操作步骤

(1) 打开查询设计器，选择“挂号信息”表，在字段一行选择就诊编号、姓名、接诊科室编号，如图 6－24 所示。

(2) 选择“设计”选项卡，单击“结果”组中的“运行”，即可显示查询结果，如图 6－25 所示。

(3) 选择“设计”选项卡，单击“结果”组中的“视图”下的“设计视图”。

(4) 保存查询为“查询 1”。

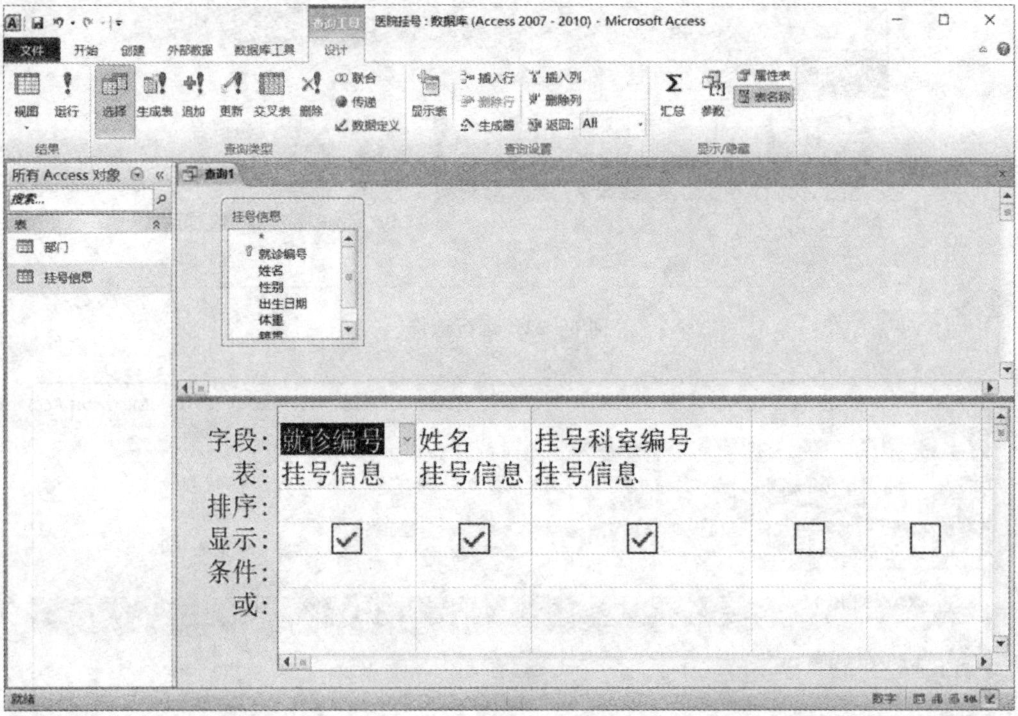

图 6－24　查询 1 的设计

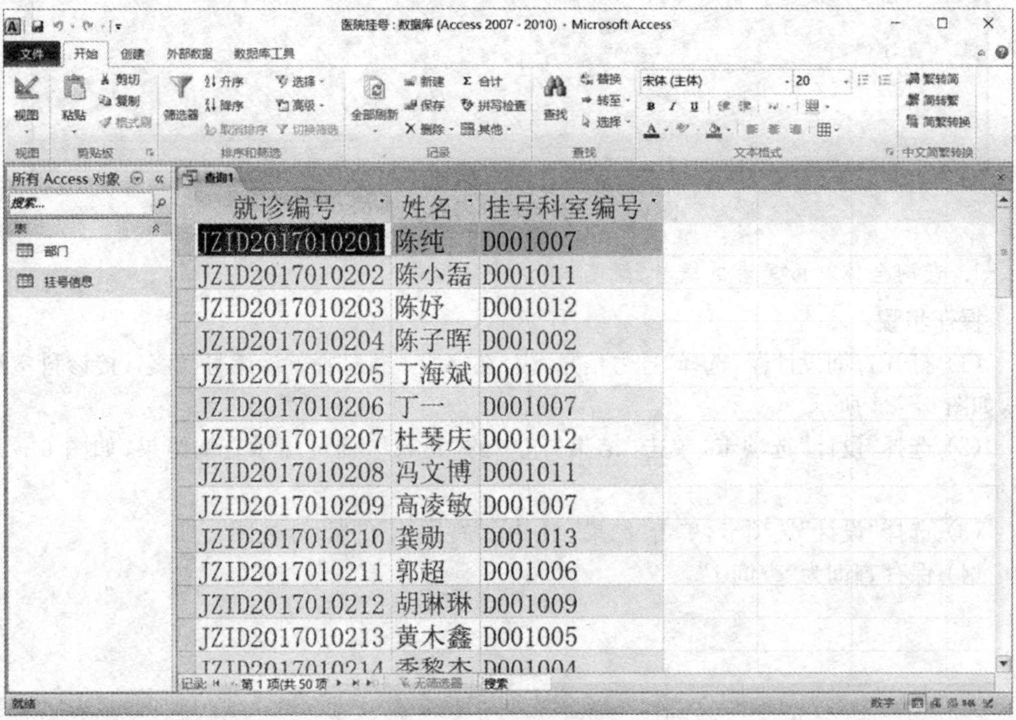

图 6－25　查询结果

2. 查询江苏省患者的姓名、出生日期、年龄，并给相应的列取名为“年龄”

操作步骤

(1) 打开查询设计器，选择“挂号信息”表，在字段一行选择姓名、出生日期、出生日期、籍贯，并设置籍贯不显示，如图 6 - 26 所示。

(2) 将光标放置在后一个字段“出生日期”，然后在“设计”选项卡的“查询设置”组中单击“生成器”，如图 6 - 26 所示，并在表达式生成器中输入表达式“年龄：Year(now)- Year(出生日期)”，然后单击“确定”。

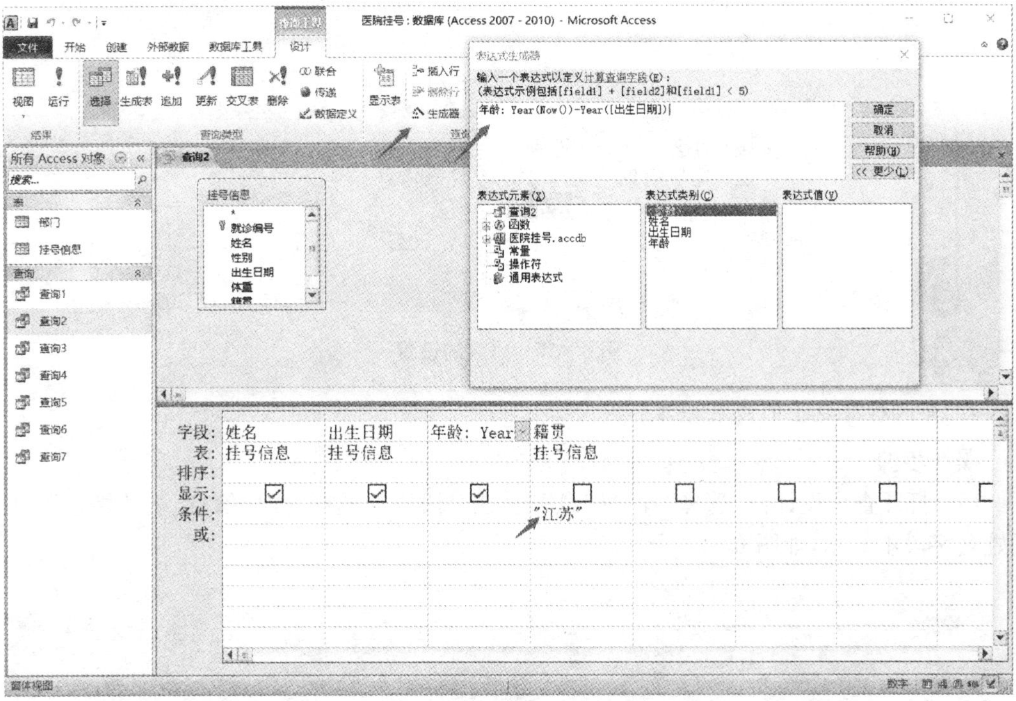

图 6 - 26　查询生成器的使用和条件的设置

(3) 在籍贯字段的条件中输入“江苏”。

(4) 选择“设计”选项卡，单击“结果”组中的“运行”，即可显示查询结果。

(5) 选择“设计”选项卡，单击“结果”组中的“视图”下的“设计视图”。

(6) 保存查询为“查询 2”。

3. 查询江苏、安徽、浙江三省患者的姓名、性别和籍贯，结果按籍贯降序、性别升序排序

操作步骤

(1) 打开查询设计器，在字段一行选择姓名、性别和籍贯，如图 6 - 27 所示。

(2) 单击籍贯字段的排序行并选择降序、单击性别字段的排序行并选择升序，如图 6 - 27 所示。

(3) 选择“设计”选项卡，单击“结果”组中的“运行”，即可显示查询结果。

(4) 选择“设计”选项卡，单击“结果”组中的“视图”下的“设计视图”。

(5) 保存查询为“查询 3”。

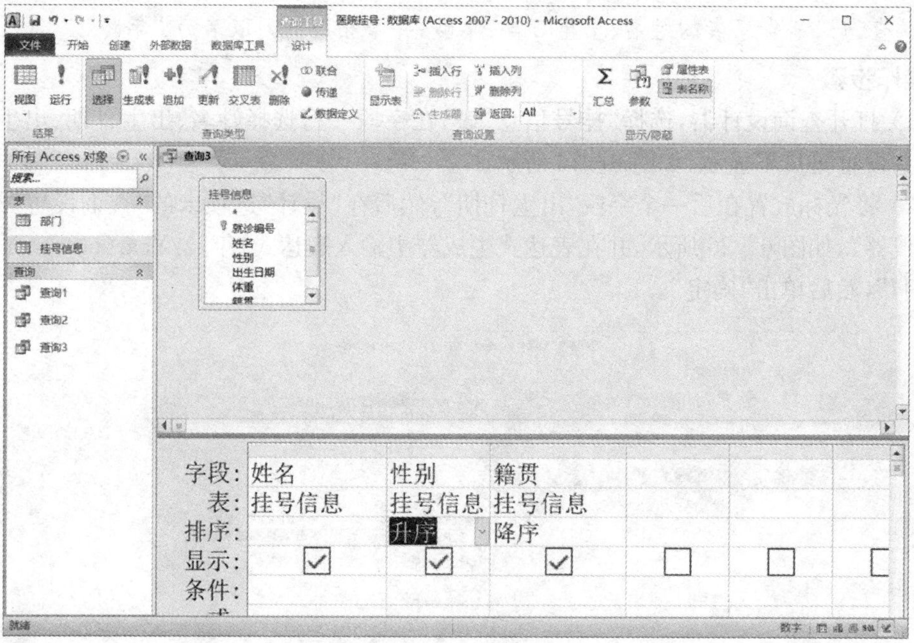

图 6 - 27 排序的设置

4. 查询所有姓王的患者基本信息

操作步骤

(1) 打开查询设计器，选择“挂号信息”表，在字段一行选择“挂号信息. * ”“姓名”，并设置姓名字段不显示，如图 6 - 28 所示。

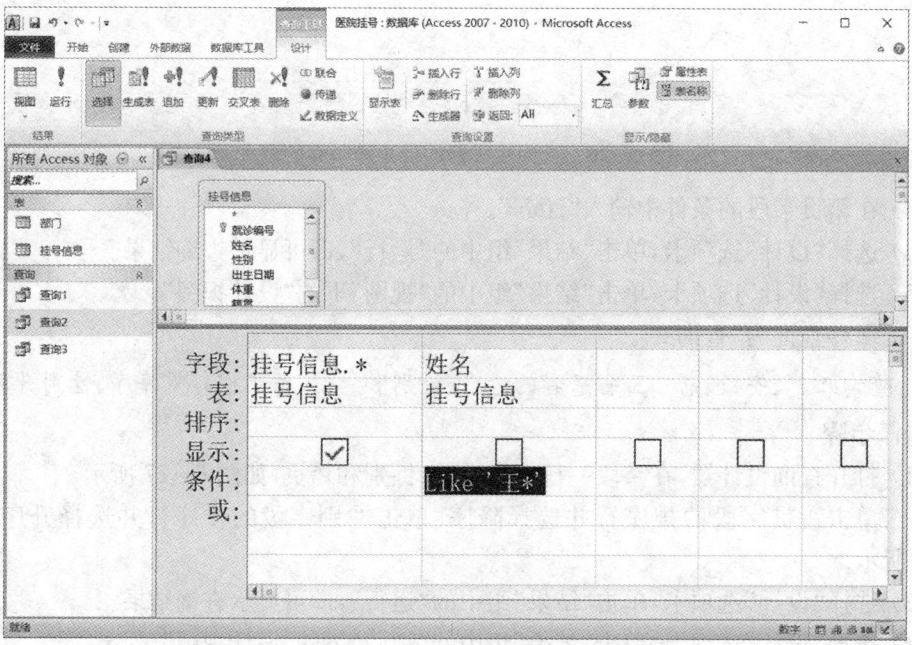

图 6 - 28 字符串匹配查询

(2) 姓名字段的条件中输入“Like '王 * '”,如图 6-28 所示。

(3) 选择“设计”选项卡,单击“结果”组中的“运行”,即可显示查询结果。

(4) 选择“设计”选项卡,单击“结果”组中的“视图”下的“设计视图”。

(5) 保存查询为“查询 4”。

5. 查询每个科室的就诊患者总人数,要求显示接诊科室编号、就诊人数

操作步骤

(1) 打开查询设计器,选择“挂号信息”表,在字段一行选择“接诊科室编号”“就诊编号”, 如图 6-29 所示。

(2) 在“设计”选项卡的“显示/隐藏”中单击“汇总按钮”,然后在“就诊编号”的“总计”行选择“计数”、“接诊科室编号”选择“Group By”。

(3) 选择“设计”选项卡,单击“结果”组中的“运行”,即可显示查询结果。

(4) 选择“设计”选项卡,单击“结果”组中的“视图”下的“设计视图”。

(5) 保存查询为“查询 5”。

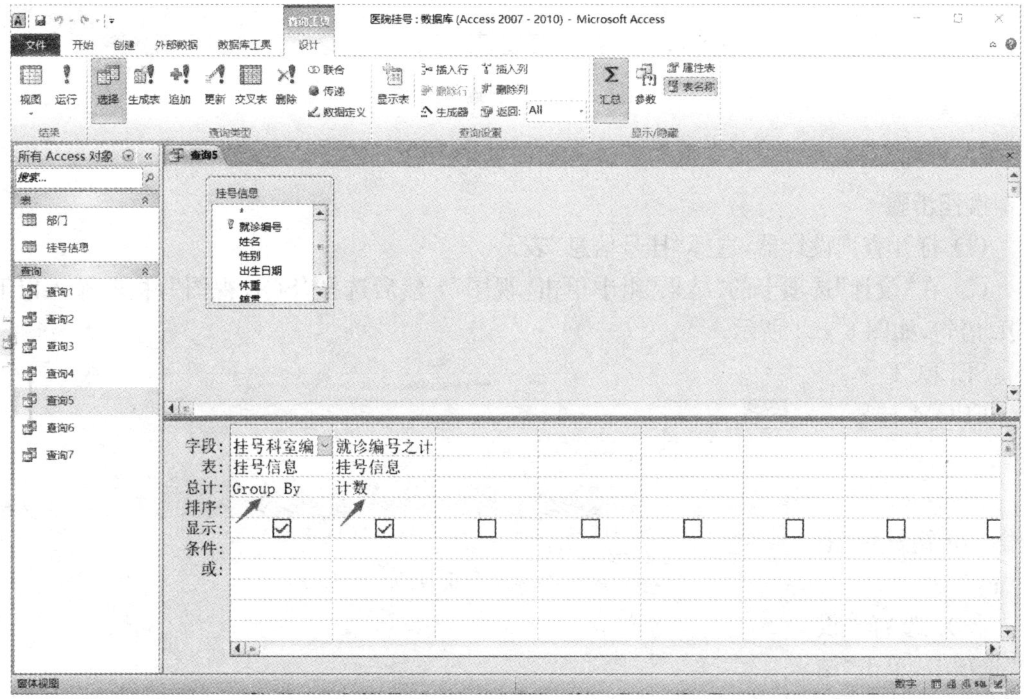

图 6-29　汇总查询

6. 查询就诊患者的姓名、性别、籍贯、接诊科室编号和科室名称

操作步骤

(1) 打开查询设计器,选择“挂号信息”表和“部门”表,在字段一行选择“姓名”“性别”“籍贯”“接诊科室编号”和“科室名称”, 如图 6-30 所示。

(2) 选择“设计”选项卡,单击“结果”组中的“运行”,即可显示查询结果。

(3) 选择“设计”选项卡,单击“结果”组中的“视图”下的“设计视图”。

(4) 保存查询为“查询 6”。

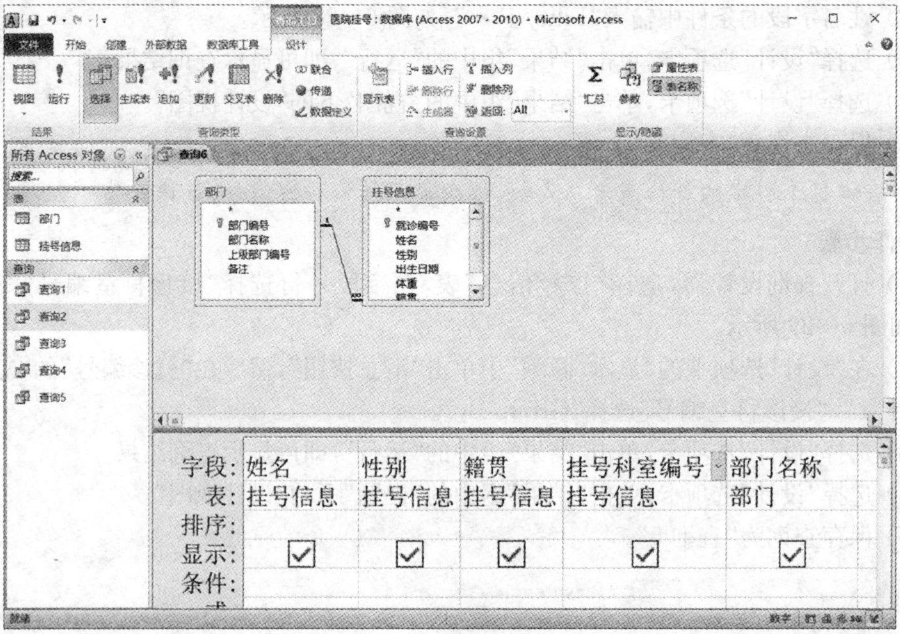

图 6-30　多表连接查询

7. 利用 SQL 语句查询安徽和浙江患者的基本信息

操作步骤

(1) 打开查询设计器，选择“挂号信息”表。

(2) 在“设计”选项卡的“结果”组中单击“视图”，然后选择“SQL 视图”，接着输入以下 SQL 语句，如图 6-31 所示。

```
SELECT *
FROM 挂号信息
where 籍贯='安徽' or 籍贯='浙江';
```

(3) 选择“设计”选项卡，单击“结果”组中的“运行”，即可显示查询结果。

(4) 选择“设计”选项卡，单击“结果”组中的“视图”下的“设计视图”。

(5) 保存查询为“查询 7”。

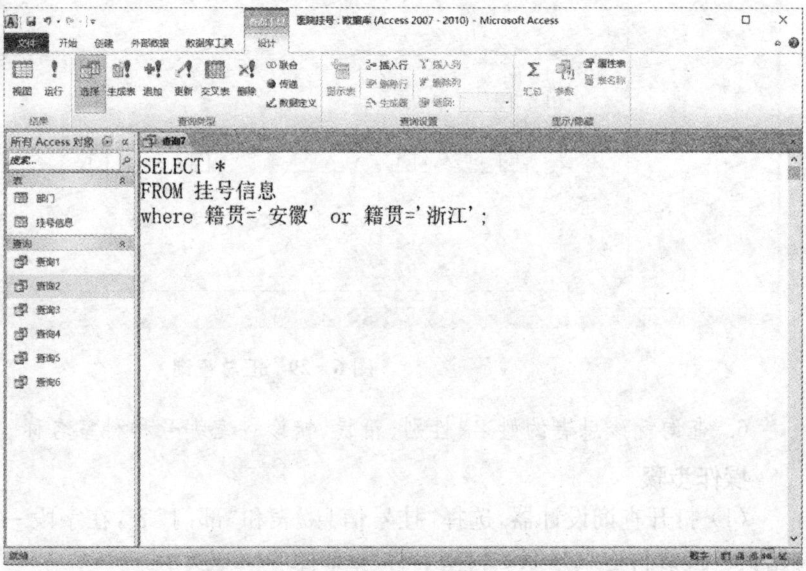

图 6-31　使用 SQL 语句设计查询